AF402043

CONTRIBUTION A L'ÉTUDE

DES

TUMEURS DES MÉNINGES RACHIDIENNES

Anatomie pathologique — Symptomatologie — Traitement chirurgical

PAR

Le Dr J.-G. OUSTANIOL

Ancien interne des hôpitaux
Médaille de bronze de l'Assistance publique

———————×———————

PARIS

G. STEINHEIL, ÉDITEUR

2, RUE CASIMIR-DELAVIGNE, 2

—

1892

CONTRIBUTION A L'ÉTUDE

TUMEURS DES MÉNINGES RACHIDIENNES

Anatomie pathologique — Symptomatologie — Traitement chirurgical

IMPRIMERIE LEMALE ET Cᶦᵉ, HAVRE

CONTRIBUTION A L'ÉTUDE

DES

TUMEURS DES MÉNINGES RACHIDIENNES

Anatomie pathologique — Symptomatologie — Traitement chirurgical

PAR

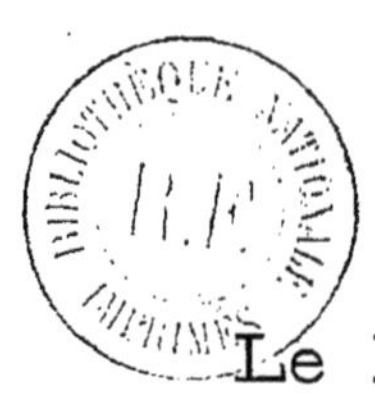

Le Dr J.-G. OUSTANIOL

Ancien interne des hôpitaux
Médaille de bronze de l'Assistance publique

———◆✕◆———

PARIS

G. STEINHEIL, ÉDITEUR

2, RUE CASIMIR-DELAVIGNE, 2

—

1892

CONTRIBUTION A L'ÉTUDE

DES

TUMEURS DES MÉNINGES RACHIDIENNES

Anatomie pathologique — Symptomatologie — Traitement chirurgical

Introduction.

Vers la fin de l'année dernière, mourait dans le service de M. Raymond, à l'hôpital Lariboisière, un malade chez lequel on avait porté le diagnostic de compression médullaire; l'autopsie fit en effet découvrir sous la dure-mère une tumeur assez volumineuse comprimant la moelle au niveau de la région dorsale inférieure. C'est à cette occasion et d'après les conseils de notre excellent maître que nous avons résolu d'entreprendre, au double point de vue clinique et chirurgical, l'étude des compressions médullaires d'origine méningée.

Nous avons pu enfin, grâce à notre collègue et ami Morax, que nous ne saurions trop remercier de son extrême obligeance, examiner une autre tumeur méningée provenant d'une femme morte à la Salpêtrière, et dont nous donnons plus loin l'observation inédite.

La compression lente de la moelle a fait l'objet de nombreuses descriptions, mais toutes les causes y sont confondues, et les tumeurs des méninges y passent souvent inaperçues, derrière le mal de Pott ou le cancer vertébral. Parmi les divers auteurs qui ont étudié spécialement cette question nous devons citer : Gull. Byrom-Bramwell, Gowers, Leyden, Cruveilhier, Brown-Séquard, Charcot, Vulpian. Il y a peu à ajouter encore aujourd'hui à la remarquable leçon du professeur Charcot. Vouloir faire un historique complet et rappeler tout ce qui a trait à cette question, serait faire l'énumération aussi fastidieuse qu'inutile de toutes les observations parues jusqu'ici et accompagnées de commentaires plus ou moins judicieux. Nous devons pourtant une mention spéciale aux mémoires de Masse et de Borgherini.

En ce qui concerne l'anatomie pathologique, les auteurs sont très sobres de détails, comme nous le verrons; les méninges cérébrales ont absorbé toute l'attention des anatomo-pathologistes.

Les tumeurs des méninges qui constituent pourtant la plus grande partie des tumeurs intra-rachidiennes méritent d'être étudiées à part, surtout depuis que le mémoire de Horsley et Gowers est venu éclairer d'un jour tout nouveau ce coin si sombre de la pathologie nerveuse. Le 9 juin 1887 en effet Horsley pratiquait sa première trépanation rachidienne pour tumeur des méninges et obtenait un succès complet, qu'il faisait connaître quelques mois après (1888). Mais hâtons-nous de dire que dès le 9 novembre 1886 (7 mois avant Horsley) M. Bazy faisait l'extirpation d'un kyste hydatique du canal vertébral comprimant la face postérieure de la dure-mère et la queue de cheval. La malade qui allait très bien les premiers jours succomba le 31 novembre à des accidents de néphrite suppurée déterminée très vraisemblablement par des cathétérismes intempestifs pratiqués par la garde-malade, à l'insu du chirurgien. L'observation a été présentée, avec un autre cas de trépanation simplement exploratrice, au dernier congrès de chirurgie (1891) ; on la trouve relatée avec tous ses détails dans le compte rendu des séances. Depuis, d'autres chirurgiens sont venus apporter de nouveaux faits que nous relatons à la fin de ce travail ; citons :

MacEwen, 1888 — R. Abbe, 1889 — Dercum et White, 1889 — Lloyd et Deawer, 1890 — Pescarello, 1890 — Roy et Kelley 1890.

Ces quelques noms avec les dates qui les accompagnent constituent pour ainsi dire toute l'histoire de la trépanation rachidienne dans le cas qui nous occupe (1). Il faut savoir pourtant que l'ouverture du canal rachidien a été pratiquée dans des cas analogues à une époque déjà très éloignée de nous (Lecat, 1751, Reydellet, Johnson, 1856). Mais ce sont là des interventions absolument atypiques qui n'ont rien de comparable aux opérations actuelles.

Le traitement chirurgical appliqué dans ces cas peut modifier d'une façon très heureuse assurément le pronostic, mais les progrès de la chirurgie sont ici, comme dans beaucoup d'autres cas, tributaires des progrès de la clinique.

Pénétré de cette idée, nous commencerons par l'étude anatomo-pathologique et symptomatique des néoplasmes méningés, nous n'aborderons qu'en dernier lieu leur traitement chirurgical.

Qu'il nous soit permis avant d'aller plus loin dans cette étude, d'adresser nos remerciements à tous nos maîtres dans les hôpitaux.

A MM. Dumontpallier et Moutard-Martin, nos premiers maîtres.

A M. J. Simon, dont l'enseignement clinique si autorisé nous a été des plus profitable pendant l'année d'internat que nous avons passée dans son service à l'hôpital des Enfants-Malades.

A MM. Terrier et Lucas-Championnière dont nous avons eu le bonheur d'être l'interne. Nous confondrons dans un même sentiment de reconnaissance le souvenir de ces deux maîtres dont nous n'oublierons jamais le précieux enseignement.

A MM. Richelot, Marchand, Chauffard, Merklen, Barié, Kirmisson, Huchard, Bonnaire, Netter, Chantemesse, Josias.

Nous aimons à témoigner à M. Bar toute notre gratitude pour le bienveillant accueil qu'il nous a fait dans son service d'accouchement, où nous avons pu acquérir de si utiles connaissances.

Nous remercions tout particulièrement M. Raymond de son extrême bienveillance à notre égard pendant le courant de nos études ; c'est sur son indication que nous avons entrepris ce travail et ses conseils éclairés ont singulièrement facilité notre tâche.

M. le professeur Le Fort a bien voulu nous accueillir déjà comme interne dans son service, et accepter aujourd'hui la présidence de

---

(1) Voir pour l'historique de la trépanation rachidienne en général :
BROCA. Chirurgie du rachis. *Gaz. hebdom.*, 1890, p. 75.
CHIPAULT. De la trépanation rachidienne. *Gaz. hôpitaux*, 1890, 809.

notre thèse, c'est là un double honneur dont nous ne saurions trop le remercier.

Nous sommes heureux de pouvoir témoigner toute notre reconnaissance à nos amis Couder, Chartier, Aldibert, Lantzenberg, Tucker dont la connaissance des langues étrangères a été pour nous d'un précieux secours.

Que nos amis Nageotte, Morax et Vincent veuillent bien agréer nos plus sincères remerciements.

Anatomie pathologique.

Préliminaires. — Les causes de compression de la moelle épinière se divisent naturellement en trois grandes classes : compressions d'origine médullaire, méningée et extra-méningée (1). Encore les néoformations médullaires forment-elles une classe un peu à part ; par leur mode de propagation, elles détruisent le tissu qu'elles envahissent, en même temps qu'elles compriment les faisceaux médullaires qui les entourent. Certaines tumeurs médullaires pourtant paraissent rester toujours bien circonscrites, encapsulées et agir sur les tissus qui les entourent par simple refoulement à l'exemple des tumeurs bénignes développées dans les autres tissus de l'économie. Adamkiewicz a publié en 1882 dans les *Archives de neurologie* un exemple remarquable de sarcome vrai, à cellules jeunes, encapsulé, développé aux dépens de la substance grise de la corne antérieuregauche ; cette tumenr qui s'étendait du 5e au 7e nerf cervical avait écarté et comprimé les divers éléments de la moelle sans les détruire ni interrompre leur fonctionnement ; elle fut trouvée par hasard à l'autopsie d'un jeune homme de 16 ans mort avec des symptômes de rage.

Dans le groupe des tumeurs extra-méningées, rentrent d'abord celles développées dans le tissu cellulo-graisseux périméningé. Elles sont assez rares en dehors de quelques lipomes et des kystes hydatiques surtout qui fournissent le plus sérieux contingent. Viennent ensuite les altérations du canal osseux, le cancer presque toujours secondaire, l'enchondrome, la tuberculose, etc. Arrivent enfin les causes de compression d'origine extra-rachidienne, envahissant secondairement le canal soit par usure des vertèbres, comme les anévrysmes, soit par destruction des parois du canal comme certaines tumeurs,

(1) Voir l'index bibliographique pour les différentes indications qui ne se trouvent pas dans le texte.

soit enfin par pénétration brusque ou lente dans le canal rachidien, à travers les trous de conjugaison, à l'exemple des hydatides.

Les tumeurs d'origine méningée se développent sur la dure-mère, l'arachnoïde ou la pie-mère dans un ordre de fréquence que nous tâcherons de déterminer dans la suite ; si elles se distinguent bien du groupe précédent par leur origine, leur évolution, elles s'en rapprochent beaucoup au point de vue symptomatique ; c'est pourquoi nous avons tenu à établir dès le début cette division à laquelle nous devrons faire encore allusion au chapitre consacré à la symptomatologie et au diagnostic.

L'étude anatomo-pathologique des tumeurs des méninges rachidiennes est confondue dans les traités classiques avec celles des tumeurs des méninges crâniennes beaucoup plus fréquentes du reste et par suite plus faciles à étudier. Malgré cette analogie il est encore bien difficile aujourd'hui de donner une classification histologique précise de ces néoplasmes. Les observations n'en sont point rares à la vérité, et nous avons pu en réunir un certain nombre ; mais la plupart déjà anciennes manquent de détails microscopiques et sont publiées sous la rubrique assez vague de cancer, de squirrhe, de fongus, etc., des méninges. Parmi celles qui sont plus récentes, il en est peu qui présentent une étude histologique suffisante et leur titre anatomique change souvent, suivant les différents auteurs qui se sont occupés successivement de la question.

Nous nous contenterons dans ce chapitre, évitant de soulever des questions d'ordre purement théorique qui nous entraîneraient loin de notre sujet, de faire une étude anatomique et topographique surtout des néoplasmes que l'on peut rencontrer dans les méninges rachidiennes, de mettre en lumière leur situation, leurs rapports avec les méninges et la moelle, la facilité plus ou moins grande de leur ablation, tous points qui nous paraissent présenter un intérêt de premier ordre pour le chirurgien.

M. le professeur Charcot dans le remarquable chapitre qu'il consacre à la compression lente de la moelle, signale parmi les tumeurs les plus fréquentes des méninges rachidiennes :

1° Les diverses variétés du sarcome, fuso-cellulaire et globo-cellulaire ;

2° Le psammome ou tumeur arénacée, sarcome angiolithique (*Cornil et Ranvier*).

Viennent ensuite les kystes parasitaires et enfin les néoplasmes inflammatoires, pachyméningite interne, quelquefois hémorrhagique, et
pachyméningite cervicale hypertrophique.

Voici comment s'exprime Lancereaux dans son Atlas d'anatomie
pathologique : « Les tumeurs de la moelle épinière, comme les tumeurs encéphaliques, diffèrent selon qu'elles occupent les enveloppes
ou le parenchyme médullaire. Les tumeurs des enveloppes identiques
pour ainsi dire dans le canal rachidien et dans la boîte crânienne,
intéressent soit la dure-mère, soit l'arachnoïde, soit la pie-mère...
Décrites par Lebert sous le nom de tumeurs fibroplastiques ou sarcomateuses intracrâniennes, ces productions sont rangées par les auteurs allemands dans la classe des sarcomes et Virchow, prenant en
considération leur tendance à l'incrustation calcaire, leur a donné le
nom de psammomes. En France le professeur Robin en fait l'épithéliome des séreuses, tandis que MM. Ranvier et Cornil les désignent
sous le nom de sarcomes angiolithiques. Quoi qu'il en soit de ces dé-
nominations, il faut, au point de vue clinique, reconnaître que ces
nouvelles formations, dont l'accroissement est lent, mais graduel, ont
peu de tendance à subir la dégénérescence graisseuse, à rétrograder et
à disparaître, toutefois leur développement peut être arrêté par une
incrustation de sels calcaires. »

DES DIFFÉRENTES ESPÈCES DE TUMEURS

« Le *carcinome* et l'*épithéliome*, disent Cornil et Ranvier (*Hist.*
« *path.* vol. I, p. 688) sont très rares dans les méninges où ils sont
« presque toujours secondaires. »

Dans les recherches que nous avons faites, nombre de cas sont
désignés vaguement par les anciens auteurs sous le nom de cancer
ou de squirrhe, mais d'après les descriptions qui accompagnent ces
cas on voit que ces tumeurs rentrent dans la classe des sarcomes.

Quant au cancer secondaire, qui n'est point rare dans les parois
osseuses du canal vertébral, il paraît se développer bien rarement
dans les méninges rachidiennes exclusivement, car parmi les observations assez nombreuses que nous avons compulsées, nous n'avons
pu en trouver un cas bien net.

Sarcome. — Longtemps confondu ici avec le cancer, il constitue la classe de tumeurs de beaucoup la plus importante tant par sa fréquence que par les diverses formes qu'il peut revêtir dans cette région.

D'après certains auteurs le sarcome serait relativement rare dans la dure-mère et l'arachnoïde ; on l'y rencontre pourtant avec une certaine fréquence, beaucoup moins grande il est vrai que dans la piemère où il revêt une forme spéciale dans nombre de cas.

« Les *sarcomes névroglique et angiolithique*, d'après Cornil et Ranvier, peuvent se rencontrer dans les méninges rachidiennes. » Mais à côté de ces deux formes dont la première paraît rare, et dont la seconde plus fréquente a ici un caractère bien tranché, on retrouve dans les descriptions un certain nombre des variétés ordinaires du sarcome, surtout les formes fasciculée ou fuso-cellulaire, et encéphaloïde ou globo-cellulaire.

Le *sarcome névroglique* (*Cornil et Ranvier*), gliome, gliosarcome (*Virchow*) est une tumeur constituée par de petites cellules de 6 à 12 µ avec noyau et masse protoplasmique peu considérable. Autour de ces cellules on voit un fin réticulum constitué de fibrilles très ténues unies entre elles. D'après M. Cornil « on ne voit jamais de réticulum sur des pièces fraîches, mais seulement après qu'elles ont été durcies par l'acide chromique et l'alcool ».

Ce serait là une formation tout à fait artificielle que l'on peut rencontrer dans certains sarcomes ordinaires, et l'on ne devrait voir dans les gliomes que des sarcomes dont le tissu a une tendance à l'organisation vers la névroglie. La névroglie du reste dont on a fait du tissu cellulaire lâche, se rapprocherait en principe du stroma du sarcome ordinaire. Mais aujourd'hui où l'on tend à considérer la névroglie comme un tissu à part bien différencié, l'idée qu'on se faisait du gliome change tout à fait, et l'on ne peut plus le ranger parmi les tumeurs conjonctives et en faire pour ainsi dire une variété de sarcome. C'est là une conception développée tout récemment, d'une façon très remarquable, par M. Bard (*Arch. phys.*, 1885).

Les cas de sarcome névroglique que nous avons pu recueillir sont du reste peu nombreux. Un des rares cas que nous puissions classer dans cette catégorie est une observation de Martineau présentée à la Société anatomique en 1865, avec examen histologique de la tumeur fait par M. Cornil. La tumeur était constituée par des myélocytes en grande quantité comme éléments prédominants : beaucoup de ces éléments étaient compris dans une trame lamineuse à fibrilles très minces. Ce tissu formait à la périphérie une couche plus épaisse. Il est probable que le néoplasme avait son origine dans l'arachnoïde; il était indépendant de la dure-mère et de la pie-mère.

L'observation inédite que nous donnons à la fin du second chapitre, nous paraît aussi présenter un exemple de sarcome névroglique. La tumeur dans ce cas était kystique, et dans un point de son épaisseur on voyait une hémorrhagie très nette. Il n'est pas rare en effet, de voir le sarcome névroglique se ramollir au centre et subir la dégénérescence graisseuse, ce qui au premier abord peut lui donner, dans les centres nerveux surtout, une vague ressemblance avec un gros tubercule. Dans notre cas enfin, la friabilité des capillaires, leur défaut de paroi propre explique facilement la production de foyers hémorrhagiques dans ces néoplasmes.

Le *sarcome angiolithique* (Cornil et Ranvier) ou psammome (*Virchow*), tumeur arénacée, etc., est bien plus fréquent que le sarcome névroglique, c'est la tumeur véritablement spéciale aux méninges. « Cornil et Ranvier le décrivent comme un sarcome vrai, constitué comme élément fondamental, par des cellules aplaties, minces, de dimension colossale et de forme irrégulière... Ces cellules ressemblent aux cellules endothéliales des veines et ont fait considérer par Robin la tumeur dans sa totalité comme un épithéliome; mais comme elles ne sont pas soudées les unes aux autres, elles manquent du caractère essentiel qui définit pour nous l'épithéliome. Ces néoplasmes se distinguent encore bien nettement de toute tumeur épithéliale parce que leurs vaisseaux sont directement en rapport avec les cellules, ce qui n'existe jamais pour les éléments épithéliaux, pas plus à l'état pathologique qu'à l'état physiologique. » Les petits grains crétacés ne seraient non plus, d'après Cornil et Ranvier, que des bourgeons vasculaires pédiculisés et incrustés secondairement de sels calcaires au lieu d'être, comme le pensait Virchow, « un simple peloton de cellules comparables aux globes épidermiques, au centre desquels il se produirait une infiltration calcaire ». Le désaccord existe surtout au sujet de la pathogénie.

Dans son traité d'anatomie pathologique M. Raymond s'exprime ainsi sur cette question : « Classées par Cornil et Ranvier dans le cadre des tumeurs sarcomateuses ; classées par Robin, Virchow et la plupart des auteurs allemands actuels, dans le cadre des tumeurs épithéliales, elles nous semblent devoir se rattacher, en effet, à ce dernier ordre des tumeurs.

Ce sont les tumeurs épithéliales des séreuses de Robin. On ne les rencontre qu'à la surface des membranes du cerveau normalement recouvertes d'un épithélium ; en un mot dans l'intérieur de la cavité sus-arachnoïdienne.

Ce sont des tumeurs pédiculées, constituées par un pédicule supportant une masse arrondie, globuleuse, qui est composée de cellules aplaties concentriques, à noyau petit, à protoplasma transparent. Le plus souvent il existe un ou plusieurs vaisseaux à l'intérieur du bourgeon, absolument comme dans les épithélioma papillaires de la peau ou des muqueuses. D'autres fois, il n'existe pas de vaisseaux et la masse présente tous les caractères de ce que l'on appelle des globes épidermiques, formation caractéristique des tumeurs épithéliales. »

Le désaccord existe on le voit au sujet de la formation et de la constitution des masses globuleuses incrustées ou non de sels calcaires, masses qui pour les uns (*Cornil*) auraient un point de départ uniquement vasculaire et qui pour les autres (*Virchow*, etc.) seraient des formations d'origine purement épithéliale et donnerait à la tumeur son caractère spécial.

Pour ce qui est du siège et du mode de développement ; il ressort assez nettement de l'examen des observations publiées, bien que le fait soit souvent mal spécifié, que ce genre de tumeur se développe surtout sur les deux feuillets de l'arachnoïde dont l'un est intimement uni et appartient pour ainsi dire à la dure-mère.

Nous n'avons point trouvé d'exemple de sarcome angiolithique dont l'origine soit nettement rapportée à la pie-mère.

Ces tumeurs sont ordinairement bien circonscrites, ovalaires ; leurs dimensions varient de 3 à 4 cent. de long sur un centimètre et demi de large. Leur couleur est grise, leur consistance souvent peu ferme. Elles sont rarement kystiques. Insérées sur la face interne de la dure-mère ou sur l'arachnoïde, en rapport le plus souvent avec les parties latérales ou postéro-latérales de la moelle, elles sont nettement distinctes de cet organe et de la pie-mère, séparées qu'elles sont des parties voisines par un épaississement de leur stroma formant à la périphérie une sorte d'enveloppe qui peut singulièrement faciliter leur ablation. Leur insertion sur les méninges se fait ordinairement sur une surface assez étendue à l'aide d'un tissu assez lâche, parfois par un pédicule grêle.

Nous avons trouvé, sur 47 observations de sarcome des méninges, 12 cas de sarcome angiolithique, dont 8 développés à la face interne de la dure-mère et 4, dont un kystique, sur l'arachnoïde viscérale. La plupart de ces faits sont rapportés sous les noms de tumeurs aréna-cées, de psammomes, d'endothéliomes de l'arachnoïde.

Dans un seul de ces cas (*Blondet. Soc. anat.*, 1859, p. 67), la tu-meur avait pris un développement inusité, elle entourait la moelle et s'étendait depuis la 11e dorsale jusque deux travers de doigt au-des-sous du commencement de la queue de cheval. On trouvait aussi sur les cordons nerveux qui forment la queue de cheval 5 à 6 petits ren-flements ovoïdes blancs, du volume d'un pois et de constitution iden-tique à celle de la tumeur. Mais ici le néoplasme développé sur le feuillet viscéral de l'arachnoïde avait envahi la pie-mère et se rapprochait par son mode de développement plus diffus, sa tendance à envahir les méninges sur une grande étendue, d'une variété de sarcome de la pie-mère que nous allons étudier.

A côté des sarcomes névroglique, et angiolithique formant deux classes bien à part, nous trouvons une série de faits où sont décrites différentes variétés de sarcome.

Nous trouvons d'abord le *sarcome fasciculé*, sarcome dur ou fuso-cellulaire des Allemands, la tumeur fibroplastique de Robin et Lebert. Il offre ordinairement une consistance assez ferme, est nettement limité, avec une capsule le séparant des organes voisins ; presque toujours unique, il ne présente point de tendance à la généralisation. Il se dé-veloppe sur la dure-mère ; sa face interne surtout, sur l'arachnoïde, le tissu sous-arachnoïdien, plus rarement sur la pie-mère. Il est aussi possible que quelques-unes de ces tumeurs aient leur origine dans le ligament dentelé. Le fait est signalé dans une observation de Baïer-lacher à propos d'un cysto sarcome qui du reste adhérait à la dure-mère. Il est bien difficile de se prononcer sur ce détail. Mais nous ne serions pas loin d'admettre la réalité de ce fait dans certains cas de néoplasmes développés sur les côtés de la moelle et logés pour ainsi dire entre les racines nerveuses repoussées en avant et en arrière.

La base d'implantation du sarcome fasciculé est ordinairement assez large, mais il peut ne tenir aux membranes que par un pédicule assez mince. Son volume comme celui du sarcome angiolithique ne dépasse guère 4 à 5 cent. de long sur 1 cent. 1/2 ou 2 de large, On trouve quelquefois dans son intérieur un ou plusieurs kystes à parois inégales, souvent parcourus par des brides et remplis d'un liquide louche ou plus ou moins coloré par du pigment sanguin ; ces kystes du reste ont le plus souvent pour origine une hémorrhagie interstitielle ancienne.

Le *sarcome encéphaloïde* (Cornil et Ranvier), sarcome mou ou globo-cellulaire des auteurs allemands, tumeur embryoplastique de Robin, est loin d'être rare aussi. Ces tumeurs de consistance beaucoup moindre, molles, pulpeuses, de couleur grisâtre, sont constituées par des éléments cellulaires, petits, ronds, irréguliers ; elles sont parcourues par de nombreux vaisseaux à parois très friables, aussi leur rupture n'est-elle pas rare. De là formation, comme dans la variété précédente, de kystes contenant soit du sang dont les éléments sont dégénérés, soit du liquide plus ou moins visqueux, épais, chargé d'éléments en voie de régression.

Cette catégorie de tumeurs ne se comporte pas tout à fait comme la précédente. Nous trouvons bien des sarcomes encéphaloïdes nettement circonscrits formant comme le sarcome fasciculé une tumeur unique bien distincte, implantée, soit sur la dure-mère, soit sur l'arachnoïde, mais le plus grand nombre de ces néoplasmes se développe sur la pie-mère ou dans le tissu sous-arachnoïdien. Ils prennent souvent une marche spéciale, envahissent en nappe de proche en proche la membrane enveloppante de la moelle, arrivent à former sur une étendue plus ou moins grande de cet organe, ou sur toute sa longueur quelquefois, une couche de 5 à 6 mill. et plus d'épaisseur ; ils forment une gouttière antérieure ou postérieure plus ou moins irrégulière ou bien enveloppent complètement la moelle. D'autres fois leur envahissement ne se fait pas seulement en hauteur d'une façon continue, mais de nouveaux bourgeons se développent isolément loin du point de départ. On trouve alors par exemple la pie-mère rachidienne envahie dans une grande étendue et d'autres plaques disséminées soit sur la queue de cheval, soit sur les enveloppes cérébrales ou dans les centres nerveux. Mais cette généralisation se fait sur place en continuité avec les méninges et dans aucun cas nous n'avons vu signalée une tumeur analogue dans un autre organe éloigné. Dans certains cas pourtant ce néoplasme, en même temps qu'il se développe en hauteur et envahit rapidement la pie-mère, tend à se porter vers l'extérieur et forme en un ou plusieurs points une grosse tumeur. Celle-ci perforant les méninges, repousse les arcs vertébraux, les altère ou les détruit, et arrive à faire saillie presque sous la peau dont elle peut même amener l'ulcération, source d'hémorrhagies diffuses souvent redoutables. C'est ainsi qu'il faut, croyons-nous, interpréter deux cas rapportés par Ollivier et Abercrombie sous.le nom de fongus et de tumeur fibro-plastique des méninges.

Le corollaire obligé de ce mode de développement, de cet envahissement rapide et étendu est une marche rapide aussi des symptômes et un mélange de phénomènes vagues médullaires, et quelquefois cérébraux, qui rendent le diagnostic très difficile et amènent à confondre cliniquement cette néoplasie avec des affections qui n'ont guère de rapport avec elle; telles la méningite tuberculeuse, la méningo-myélite aiguë, etc.

C'est là un fait anatomo-pathologique qui nous a paru intéressant à mettre en relief et qui paraît être peu connu. Parmi les différents auteurs que nous avons consultés à ce sujet, Lancereaux est le seul qui y fasse allusion en quelques mots (*Anat. path.*, page 458). « Généralement unique, les tumeurs de la dure-mère spinale ren- « ferment assez souvent des corpuscules calcaires, d'où leur est venu « la fausse dénomination de psammomes. Les tumeurs de la pie-mère « et de l'arachnoïde sont uniques, ou se généralisent à une plus ou « moins grande étendue du système nerveux; elles envahissent rare- « ment d'autres tissus. Elles différent de celles de la dure-mère par « une moindre tendance à l'imprégnation calcaire et par une plus « grande tendance à se généraliser. »

Sur 33 cas de sarcome qui d'après l'analyse des observations paraissent appartenir aux deux classes que nous venons d'étudier, nous trouvons :

Dure-mère : 7, — 4 sarcomes durs fasciculés dont 2 cysto-sarcomes et 3 tumeurs encéphaloïdes développées sur la face externe de la dure-mère. L'une formait un long demi-cylindre sur la moitié inférieure de

O. 2

la région dorsale, entre la dure-mère et les vertèbres (Brown-Séquard, Oré); l'autre (Abercrombie) un peu moins étendue en hauteur s'insinuait entre les lames des 4e et 5e vertèbres dorsales pour former à ce niveau une tumeur assez volumineuse de chaque côté de la crête épineuse dans la gouttière vertébrale.

Arachnoïde : 8, dont 7 sarcomes circonscrits, 2 accompagnés d'une ou plusieurs autres petites tumeurs sur la queue de cheval et 1 généralisé ; 3 d'entre eux sont développés dans le tissu sous-arachnoïdien : le 1er unique circonscrit, le 2e accompagné de tumeur semblable dans la queue de cheval, le 3e sarcome encéphaloïde généralisé à toute la hauteur de la moelle avec production de même nature dans le lobe moyen du cervelet.

Pie-mère : 18, dont 8 circonscrits uniques, pouvant rentrer dans la catégorie des sarcomes durs, bien que quelques observations soient très vagues à ce sujet.

Le 9e est un sarcome fasciculé de la pie-mère cérébro-spinale et des nerfs, constitué par une multitude de petites tumeurs disséminées sur ces organes (Lancereaux).

Les 9 autres sont des exemples de sarcome encéphaloïde généralisé à la pie-mère, à évolution rapide, et se développant sur de jeunes sujets entre 5 et 20 ans environ, caractère qui les distingue des autres variétés de sarcome qui sont au contraire l'apanage de l'âge mûr.

Fibromes. Myxomes. — Après le sarcome viennent deux ordres de tumeurs moins nombreuses, mais néanmoins fort importantes. Ce sont les fibromes et les myxomes et certaines tumeurs mixtes avec prédominance de tel ou tel élément fondamental, et que l'on trouve désignées dans les observations sous le nom de fibro-sarcome et de fibro-myxome.

Le *fibrome* constitue ordinairement une tumeur assez dure, régulière, bien nettement circonscrite, avec un épaississement capsulaire qui l'isole nettement des parties voisines. Son volume ne dépasse guère un œuf de pigeon ; son point d'implantation ordinairement peu étendu doit rendre son ablation possible et souvent facile.

Sur une coupe il a un aspect blanc grisâtre et quelquefois son centre est occupé par une excavation kystique.

Dans le *fibro-sarcome* qui a le même aspect macroscopique on trouve à côté du stroma fibro-conjonctif bien plus abondant que dans le sarcome ordinaire, les éléments cellulaires caractéristiques de ce dernier.

Sur les 8 cas de fibrome ou de fibro-sarcome que nous avons pu réunir nous trouvons :

1° Pour la dure-mère, 1 fibro-sarcome et 4 fibromes, tous développés à sa face interne, à l'exception d'un fibrome observé par Lebert et qui était implanté sur la face externe de cette membrane. Parmi les fibromes on trouve une tumeur kystique et un exemple rapporté par Vast de fibrome généralisé aux méninges cérébro-spinales et aux nerfs. Dans ce cas on voyait, avec une tumeur volumineuse sur l'hémisphère droit, une série de petites tumeurs du volume d'un pois ou d'une olive appendues à la face interne de la dure-mère et développées sur l'enveloppe des nerfs.

2° 3 fibro-sarcomes de la pie-mère, uniques circonscrits ; pour deux de ces tumeurs le défaut d'adhérence avec la moelle est nettement spécifié.

Ici comme on le voit la prédominance de ces tumeurs sur la dure-mère est très nette ; c'est un point qui a son importance au point de vue de l'intervention chirurgicale.

Les *myxomes* et les *fibro-myxomes* présentent beaucoup d'analogie avec les tumeurs précédentes comme volume et comme mode de développement, mais ils en diffèrent totalement par leur consistance et leur tendance beaucoup plus grande aux formations kystiques. Leur structure qui ne paraît pas avoir dans les méninges de particularité bien spéciale, explique du reste cette tendance aux transformations kystiques soit par rupture vasculaire et hémorrhagie, soit souvent aussi par dégénérescence des éléments du centre de la tumeur et formation consécutive de cavités. Les deux processus du reste sont loin de s'exclure et peuvent contribuer au même résultat.

Sur 9 cas de fibro-myxome ou de myxome on trouve :

1° 4 fibro-myxomes de l'arachnoïde dont 3 kystiques. Parmi ces derniers, figure le fibro-myxome kystique enlevé par Horsley en 1887 après trépanation du canal rachidien.

2° 1 myxome développé à face interne de la dure-mère, et 1 myxome d'origine indéterminée.

3° 3 myxomes de la pie-mère dont l'un creusé de plusieurs petites cavités kystiques à contenu amorphe ou granulo-graisseux était situé sur la queue de cheval et traversé par plusieurs troncs nerveux. Ce cas rapporté par Horsley sous la rubrique de myxome de la pie-mère, a été publié par le D' Benjamin, de Hambourg, sous le nom de névrome des méninges rachidiennes.

Ce fait est difficilement admissible aujourd'hui et il serait plus logique de supposer que la tumeur avait simplement pour point de départ la gaine des troncs nerveux qui la traversaient et que les éléments nerveux que l'on a pu y trouver provenaient de ces-nerfs. Il n'est pas rare du reste de rencontrer des tumeurs développées soit sur les troncs nerveux qui constituent la queue de cheval, soit sur les racines rachidiennes ; nous en rapporterons quelques exemples intéressants dans le cours de cette étude.

Lipome. — Cette tumeur peut naître dans le tissu cellulo-graisseux périméningé, mais elle se développe aussi aux dépens des méninges rachidiennes, et, plus spécialement, de la pie-mère ou du tissu sous-arachnoïdien. Il faudrait pour expliquer ce fait, pense Virchow, considérer ce tissu comme un panicule adipeux imparfait. Les productions lipomateuses sont bien connues dans la pie-mère cérébrale et dans le tissu qui l'unit à l'arachnoïde. Meckel, Virchow, Cruveilhier, Parrot, etc., en rapportent de curieux exemples. Dans le rachis ces tumeurs sont de volume variable, depuis 2 cent. de long jusqu'à 12 centimètres. Ordinairement entourées d'une capsule bien nette et non adhérentes à la moelle, elles sont facilement énucléables. Elles se développent lentement et chez de très jeunes sujets, 2 à 5 ans en moyenne. Athol Johson rapporte l'observation d'un nouveau-né chez lequel existaient deux tumeurs lipomateuses l'une intra, l'autre extra-méningée, réunies par un pédicule à travers la dure-mère et présentant à l'examen extérieur l'aspect d'un spina-bifida. L'enfant fut opéré.

Outre ce cas un peu complexe nous avons trouvé deux autres exemples bien nets de lipome unique circonscrit des leptoméninges.

Gowers rapporte un cas de myolipome chez un malade mort de tabes. On trouva au niveau du cône médullaire une tumeur ronde d'un demi-pouce d'étendue dans tous les diamètres, constituée histologiquement par des cellules adipeuses et des fibres musculaires striées.

L'auteur fait remarquer dans ce cas que la sclérose des cordons postérieurs pourrait bien être consécutive au développement du myolipome. On s'explique moins la présence de cette tumeur à fibres striées dans les méninges.

Citons enfin ici un cas de myxome lipomateux rapporté par Virchow; le néoplasme avait envahi les méninges cérébro-spinales et le nerf crural.

A côté de ces tumeurs uniques en leur genre, nous placerons quelques exemples de néoformations très rares qui du reste, par certains de leurs caractères, devraient plutôt prendre place à côté des sarcomes.

Hodenpyl a publié en 1888, sous le titre de *Adéno-sarcome* de la dure-mère spinale, l'observation d'un homme de 38 ans chez lequel on a trouvé au niveau des 8e et 9e vertèbres dorsales une tumeur comprimant la partie postéro-latérale de la moelle et implantée sur la face externe de la dure-mère. Elle était constituée en majeure partie par un tissu d'apparence sarcomateuse, modérément dense ; dans le reste de son étendue et par points, le néoplasme présentait une série de tubes ou d'espaces longs, étroits, ramifiés et anastomosés, revêtus de cellules polyédriques, cuboïdes ou cylindriques, au milieu d'un stroma de tissu conjonctif lâche. Bien que par places l'irrégularité de ces pseudo acini rendît l'interprétation de la coupe difficile, la présence constante d'une lumière et la distribution des cellules qui la tapissaient, donnait à cette partie de la tumeur les caractères d'un *adénome*. A noter aussi de petites masses de tissu ostéoïde éparpillées dans les parties sarcomateuses, spécialement dans les points où le tissu fibreux était plus abondant. L'auteur explique ici la présence de ces points ostéoïdes par la possibilité de formations calcaires que l'on rencontre souvent dans les sarcomes des méninges. Il invoque enfin l'hypothèse de Conheim pour expliquer à cette place la présence de cette tumeur complexe et sans analogie de structure avec le tissu qui lui avait donné naissance.

Il est à peine besoin de faire remarquer ici combien cette tumeur assez dense, bien limitée, située à la face externe de la dure-mère et dans sa moitié postérieure était favorable à l'intervention chirurgicale.

Julius Taube a relaté en 1887, un cas de lymphangiome de la pie-mère rachidienne qui reste unique jusqu'ici. Un cas analogue a pourtant été publié par Ziegler dans son Anatomie pathologique : il s'agit d'un lymphangiome kystique, mais implanté sur la pie-mère du cervelet. Cette tumeur rachidienne, du volume d'une noix, située au niveau des 6e et 7e paires dorsales, contiguë à la face postérieure de la moelle, lisse, molle, d'aspect gélatineux à la-coupe, était facilement séparable de la dure-mère. Klein et Gaspari, qui en ont fait l'examen histologique, l'ont trouvée composée de nombreuses cavités kystiques à revêtement endothélial irrégulier, et dont quelques-unes renfermaient de a lymphe coagulée. Le stroma conjonctif infiltré d'éléments sarcomateux était parcouru de vaisseaux dilatés au voisinage desquels on trouvait des amas de petites cellules.

La présence d'une tumeur de cette sorte sur la pie-mère est un fait qui paraît bien anormal et l'on serait tenté de se demander, n'était le revêtement endothélial irrégulier bien noté par les auteurs dans les cavités kystiques, si l'on n'avait pas tout simplement affaire ici à un sarcome kystique de nature un peu complexe. Mais dans les kystes que l'on trouve en pareil cas il n'existe jamais de revêtement de la paroi.

Rehn, en 1890, a extirpé avec un plein succès, du canal sacré, un *lymphangiome caverneux* développé dans le tissu cellulaire périméningé et comprimant la queue de cheval.

Virchow dans son traité de pathologie des tumeurs signale sous le nom de *Mélanose* ou de *Mélanome* une espèce de tumeur pigmentée, développée aux dépens des cellules pigmentaires ramifiées qui se trouvent en grand nombre dans la pie-mère après la puberté ; ces productions, de très petit volume, très nombreuses, n'auraient rien de commun avec le cancer ou le sarcome mélanique, bien que dans certains cas la distinction puisse devenir difficile. L'auteur a observé un cas où non seulement la pie-mère rachidienne, mais la pie-mère cérébrale, les nerfs olfactif et optique et les nerfs cérébraux spinaux étaient couverts de plaques ou de petites nodosités noires ; il n'y avait rien de semblable dans le cerveau, la moelle ou les autres organes.

Rokitansky a observé un cas analogue çhez une idiote âgée de 14 ans, qui portait une énorme tache pigmentaire dans le dos et de petits nævi bruns, saillants, sur toute la surface du corps.

Tumeurs implantées sur les racines rachidiennes. — A côté des néoplasmes des méninges rachidiennes se placent quelques tumeurs développées sur les racines rachidiennes antérieure ou postérieure ; mais quoique leur point d'implantation varie, ces productions n'ont rien de bien différent, soit au point de vue anatomo-pathologique, soit même au point de vue symptomatique ; bien qu'insérées du reste sur les racines nerveuses, ce ne sont point des névromes, mais des tumeurs du genre de celles étudiées déjà et dont le point de départ est l'enveloppe des filets nerveux rachidiens, fournis par les méninges molles.

Placées en général sur les parties latérales de la moelle, tantôt elles se trouvent reliées par un pédicule plus ou moins large aux racines sur lesquelles elles se sont développées, tantôt au contraire elles englobent complètement une ou plusieurs de ces racines, dont les éléments sont quelquefois dissociés. Les filets nerveux qui forment la queue de cheval sont bien plus souvent envahis par ces néoformations que les autres racines nerveuses. Nous avons déjà antérieurement rapporté quelques exemples de fibromes ou de néoplasmes généralisés ayant envahi la queue de cheval.

Voici 4 cas de tumeurs développées uniquement sur les racines nerveuses.

Un cas de M. Gérin-Rose, désigné par M. Luys qui en a fait l'examen histologique sous le nom de névrome d'un ganglion rachidien avec dégénérescence cancéreuse. Il s'agissait ici très probablement d'un sarcome.

Un névrome (?) implanté sur la racine antérieure de la 9e paire dorsale (Dubujadoux et Chevalier).

Un fibro-sarcome du volume d'un grain de chènevis développé sur l'un des filets de la quene de cheval (Thornburn).

Trois fibromes dépendant des racines antérieures du plexus sacré (Monod).

Syphilis. — Les lésions syphilitiques des méninges rachidiennes sont comparables aux lésions de même nature des méninges encéphaliques. On observe, tantôt un épaississement diffus plus ou moins étendu de ces membranes avec des adhérences à divers degrés, tantôt des produits plastiques plus circonscrits, des productions gommeuses se rapprochant, par leur évolution symptomatique, des autres tumeurs. Si les cas de paraplégie guéris par le traitement spécifique et rapportés à l'une ou à l'autre de ces lésions ne sont point rares, par contre, les observations suivies d'examen anatomique relatant l'existence de tumeurs gommeuses ne sont point fréquentes. Encore pour certaines de celles-ci, faudrait-il faire de grandes réserves ; le diagnostic repose souvent sur des hypothèses plus ou moins probables, plutôt que sur des faits démontrés ou un examen histologique irréprochable. Les auteurs les plus éclairés hésitent souvent, et même après un examen méticuleux n'admettent qu'avec réserve la nature syphilitique d'une tumeur. Il faut dire, il est vrai, que la plupart des faits rapportés remontent à une époque déjà éloignée de nous.

Zambaco cite le cas d'une femme de 35 ans, « morte dans le service de Rostan, à l'Hôtel-Dieu, et dont l'autopsie fit découvrir dans le canal vertébral, autour de la moitié inférieure de la région dorsale de la moelle et dans toute l'étendue de la région lombaire, un épanchement gélatineux de consistance gommeuse qui comprimait la moelle épinière ». Il existait aussi dans ce cas des tumeurs gommeuses sur le trajet du sciatique et d'autres nerfs.

Westphal a trouvé, à l'autopsie d'une femme de 32 ans, syphilitique, morte avec des signes de compression de la queue de cheval, une gomme des méninges comprimant le plexus sacré.

Chez une femme syphilitique morte à 55 ans, Wilks trouva, en dedans de la dure-mère, sur le côté droit de la moelle dans la région lombaire, une tumeur du volume d'une noix (3/4 de pouce de long) adhérente aux racines postérieures des nerfs rachidiens qui la recouvraient. Cette tumeur de consistance dure, formée, à la coupe, par une substance opaque jaune, amorphe, avait la même constitution que deux autres nodules trouvés dans le poumon et le foie.

Voillemier, Leyden, Allen rapportent des observations de tumeurs gommeuses implantées sur la face interne de la dure-mère ou sur l'origine de la queue de cheval.

Lancereaux (Atlas, 449) cite un fait où, avec une gomme de la protubérance annulaire, existaient sur les filets nerveux de la queue de cheval, six tumeurs du volume d'un grain de blé ou d'un noyau de prune ; ces néoformations sont désignées sous le nom de névromes par l'auteur qui ne paraît pas les considérer comme des productions de même nature que les néoplasmes de la protubérance.

Dans ces divers cas le traitement spécifique n'a produit aucun résultat ; or la plupart de ces tumeurs étaient uniques, implantées sur la dure-mère, et l'intervention chirurgicale aurait été pleinement justifiée, alors que les moyens médicaux avaient complètement échoué.

Tubercules. — Les productions cancéreuses des méninges se rencontrent à la suite du cancer des vertèbres, et l'on peut même dire qu'elles n'existent que dans ce cas. On peut, à quelques exceptions près, appliquer cette règle à la tuberculose des méninges rachidiennes. C'est presque toujours consécutivement à la carie vertébrale en effet, que se développent les productions tuberculeuses, et c'est là une affection des plus fréquentes. On peut voir néanmoins des néoplasmes tuberculeux se développer primitivement dans les méninges alors qu'il n'existe dans le squelette aucune altération de même nature. (Gendrin, Forster, Gull, Lebert, Rokitansky, Aran). Mais le produit tuberculeux revêt presque toujours alors une allure spéciale ; il est constitué, soit par un tubercule unique qui peut atteindre le volume d'une grosse noisette et amener de graves accidents de compression médullaire, soit par une série de tubercules moins volumineux, conglomérés et arrivant à former une plaque beaucoup plus large, mais bien moins épaisse et par conséquent moins menaçante pour les cordons médullaires. Ces productions prennent naissance presque toujours sur la pie-mère ou le tissu sous-arachnoïdien, plus rarement sur le feuillet viscéral de l'arachnoïde ; la tumeur siégeant alors entre ce feuillet et la dure-mère, comme dans le cas de Gendrin (Ollivier, 502).

D'autres fois la néoformation revêt un aspect fongueux, reste néanmoins circonscrite et, prenant naissance dans l'épaisseur de la dure-mère, se développe vers sa face interne ; tel est le cas rapporté par Serres.

Ces tubercules isolés, ont souvent donné lieu à une symptomatologie locale très marquée. Mais la tuberculose pulmonaire ou généralisée n'a pas donné le temps en général aux lésions médullaires de suivre leur évolution lente et régulière et d'amener à elles seules la mort du malade. Il est pourtant probable que la présence de ces foyers tuber-

culeux dans les méninges et les accidents que leur voisinage amène
du côté de la moelle, doivent jouer un rôle important, soit dans l'éclosion possible d'une tuberculose aiguë, soit dans l'accélération de la
marche d'une tuberculose pulmonaire existant déjà. Aussi leur ablation nous semble-t-elle rationnelle dans les cas où existent des signes
nets de compression médullaire, à moins que l'état général ou de
graves lésions pulmonaires ne contre-indiquent toute intervention.

Ces lésions tuberculeuses se rencontrent chez des sujets jeunes, à
l'âge du reste où prédomine la tuberculose osseuse du canal vertébral,
de 8,10 à 20 ans.

Pachyméningites. — A côté des néoplasmes tuberculeux intra-
méningés, ordinairement solitaires et indépendants de toute altération
de voisinage, se placent d'autres lésions méningées de même nature,
mais toujours secondaires à la carie osseuse. Nous ne ferons que citer
ici la pachyméningite externe caséeuse, bien décrite par Michaud.
Cette production fongueuse, développée sur la face externe de la dure-
mère, limitée presque toujours à sa partie antérieure, est la cause
principale de la paralysie dans le mal de Pott; aussi son étude se
rattache-t-elle à celle de cette affection.

Il est pourtant une variété de pachyméningite caséeuse qui, par son
siège et l'intérêt chirurgical qui s'y rattache, mérite d'attirer un instant
l'attention. On peut rencontrer dans quelques cas, à la suite de la
carie d'une ou de plusieurs lames vertébrales, sur la face externe de
la dure-mère et sur sa moitié postérieure, des productions fongueuses
correspondant aux lésions osseuses, et facilement accessibles au chirurgien, dans les cas de désordres secondaires du côté de l'axe médullaire. Ces néoformations presque toujours tuberculeuses peuvent agir
sur la moelle, comme certains sarcomes encéphaloïdes développés à la
face externe de la dure-mère, et leur ablation facile a ici d'autant plus
de chance de succès que l'on supprime en même temps la lésion
osseuse source du mal.

Dans certains cas (c'est là surtout que l'intervention chirurgicale a
été heureuse), après guérison du mal de Pott, affaissement et soudure
des vertèbres, on a trouvé à la face externe de la dure-mère dans
l'angle de la gibbosité, en contact avec les lames, une plaque circonscrite de tissu conjonctif amenant des accidents de compression ana-

logues à ceux que produirait un fibrome de la face externe de la dure-mère. Ces accidents, du reste, sont facilités dans ces cas par la diminution de calibre du canal due à la gibbosité. Il est probable que ces productions fibro-conjonctives ne sont autres que des foyers de pachyméningite tuberculeuse anciens qui ont subi la transformation fibreuse et où l'élément tuberculeux a progressivement disparu. On pourrait se demander comment ces productions, dont l'existence est antérieure probablement à la formation de la gibbosité n'ont pas amené d'accidents à cette époque. Il ne serait pas impossible que, grâce à leur consistance molle, fongueuse, elles n'aient point comprimé la moelle à ce moment, malgré le petit volume du canal osseux et que leur transformation fibreuse progressive, en augmentant leur consistance ne soit la source des accidents médullaires. Que ces productions soient contemporaines de la tuberculose osseuse et primitivement tuberculeuses elles-mêmes, ou qu'elles soient de nature simplement conjonctive, et consécutives à une irritation d'un ordre quelconque au niveau d'une gibbosité après un mal de Pott par exemple, elles conservent le même intérêt pour le chirurgien qui aurait à intervenir dans ces cas. Dans une communication à la Société médicale de Glascow, 1888, Mac Ewen, cite deux cas de ce genre, où existait, à la suite du mal de Pott, une production conjonctive adhérente à la face externe de la dure-mère dans sa moitié postérieure. Dans la première de ces observations, il s'agit d'une petite fille de 9 ans, atteinte, depuis 18 mois, de paraplégie complète, survenue à la suite d'une déformation angulaire de la colonne vertébrale datant de 3 ans; il rencontra dans ce cas, adhérente à la dure-mère et recouvrant les 2/3 postérieurs de sa circonférence, une tumeur formée de tissu conjonctif d'un huitième de pouce d'épaisseur; il put la disséquer et l'enlever complètement. La petite malade guérit du reste rapidement et recouvra toutes ses fonctions médullaires antérieurement abolies.

Les productions syphilitiques des méninges, ont été étudiées plus haut, nous n'y reviendrons pas.

Nous ne citerons que pour mémoire aussi les diverses formes de pachyméningites inflammatoires, interne et externe, pouvant amener des symptômes de compression ou devenir le point de départ d'hémorrhagies (*Rühle*).

La pachyméningite cervicale hypertrophique, décrite par Charcot et Joffroy agit à la façon d'une véritable tumeur enserrant la moelle et la détruisant progressivement. Souvent du reste cette maladie coexiste avec de graves lésions du côté du canal épendymaire et de l'axe gris, et devient ainsi une affection des plus complexes.

Il est une variété de pachyméningite externe qui nous intéresse surtout, et qui peut se produire à la suite de toute irritation portant sur la face externe de la dure-mère; elle a la plus grande analogie, n'était la différence de la cause, avec la pachyméningite, signalée plus haut dans le mal de Pott. Nous avons spécialement en vue ici certains cas d'épaississement fibreux développés à la face externe de la dure-mère, à la suite de fracture de la colonne vertébrale par exemple. On peut voir dans ce cas se développer sur la dure-mère une sorte de coussinet de tissu conjonctif qui finit par amener des accidents graves de compression de la moelle et jouer un rôle bien plus important que le déplacement osseux très souvent minime.

Mac Ewen (*Brit. Med. Journ.*, 1888) cite le cas d'un garçon de 22 ans, devenu paraplégique à la suite d'un accident de mine et qu'il opéra longtemps après le traumatisme. Après avoir enlevé l'arc de la 12e dorsale fracturée, il put séparer des méninges et enlever complètement une tumeur de tissu conjonctif mesurant presque un quart de pouce dans son diamètre antéro-postérieur, et s'étendant de la 11e dorsale à la 2e lombaire, sur sa face postérieure seulement. Au-dessous et au-dessus de la 12e dorsale, la tumeur se réduisait graduellement d'épaisseur. Il est à croire qu'ici la portion de vertèbre fracturée a irrité la face externe de la dure-mère et amené, au niveau du foyer de la fracture une hyperplasie conjonctive qui explique la marche progressive des accidents. Le malade guérit du reste parfaitement à la suite de cette intervention.

Il suffit de rappeler l'existence des productions dites *cartilagineuses ou calcaires* que l'on rencontre assez souvent sur l'arachnoïde spinale, et qui ne produisent du reste du côté de la moelle aucun désordre pouvant se révéler par des symptômes appréciables. Le cas suivant dû à Herbert Mayo nous paraît pourtant intéressant à rapporter. Une femme éprouvait de telles douleurs dans le voisinage de l'articulation du genou qu'on fut obligé d'amputer la cuisse, les douleurs persistèrent. La mort survint 2 ans après l'opération. On trouva les racines postérieures correspondant au membre douloureux entourées de concrétions osseuses. Le reste de l'axe cérébro-spinal était sain.

Il est certain qu'ici la libération de ces racines ou la section comme elle a été pratiquée avec succès plusieurs fois par Abbé, Bennett et Horsley aurait pu faire éviter l'amputation et surtout soulager la malade.

Tumeurs parasitaires. — Kystes hydatiques. — Cysticerques. — Nous venons de passer en revue les différentes productions organiques ou inflammatoires que l'on peut rencontrer dans les méninges rachidiennes, nous allons dire un mot des tumeurs parasitaires qui peuvent aussi s'y développer : le kyste hydatique et le cysticerque.

Les kystes hydatiques qui ne sont point exceptionnels dans cette région, ne présentent rien de spécial au point de vue de leur évolution anatomique. Développés primitivement dans l'espace sus et sous-arachnoïdien, le kyste peut rester unique et se comporter alors au point de vue symptomatique comme une tumeur organique bénigne circonscrite ; d'autres fois au contraire on trouve de nombreuses vésicules, disséminées dans le système méningé cérébro-spinal, et donnant une symptomatologie vague qui n'a rien de commun avec la compression lente localisée de la moelle. On peut voir enfin coexister avec une vésicule hydatique dans les méninges, un autre kyste dans un organe extra-rachidien plus ou mois éloigné, le foie par exemple (Wood). Les poches kystiques formées primitivement dans le sac méningé sont du reste assez rares, comparées aux kystes de même nature nés dans le canal rachidien en dehors de la dure-mère, ou bien ayant envahi secondairement ce canal, soit par usure et destruction de ses parois, soit par pénétration brusque ou lente à travers les trous de conjugaison. Dans d'autres cas, le fait inverse se produit et le kyste développé primitivement dans le canal ou les méninges se fait jour secondairement à l'extérieur du canal.

Bellencontre, dans sa thèse de 1876, a pu réunir 16 cas de kystes hydatiques du canal, dont deux (Bartels, Esquirol) développés primitivement dans les méninges rachidiennes. En ajoutant à ces 16 cas, les 10 cas que nous avons pu réunir (et plusieurs des cas publiés ont dû probablement nous échapper), nous arrivons à un total de 26 cas sur lesquels nous trouvons 6 cas de kystes développés primitivement dans les méninges rachidiennes.

Dans le cas de Bartels, la tumeur, née dans le tissu sous-arachnoï-dien, était unique et comprimait la 1/2 gauche de la moelle au niveau du renflement cervical.

Dans le cas de Reydellet et Wood, la vésicule, développée d'abord en dedans de la dure-mère selon toute apparence, avait repoussé et usé cette membrane en un point, traversé un trou de conjugaison pour venir faire saillie en dehors du canal rachidien et constituer ainsi une tumeur bilobée, à la fois intra et extra-rachidienne. Dans le cas de Wood, le foie contenait lui-même un kyste. Je me hâte de faire remarquer du reste que l'observation de Reydellet laisse les plus grands doutes sur l'origine intra-méningée du kyste.

Les deux observations de Hirt et Esquirol ont trait à des cas où l'on trouvait une quantité considérable (20 chez le malade de Hirt) de vé·sicules disséminées tout le long de la moelle.

Nous n'avons pu analyser le sixième cas, rapporté par Forster. Dans le cas rapporté par Ollivier, d'Angers, il existait trois vésicules de petit volume appendues aux racines de la queue de cheval.

On voit que dans 3 de ces 6 cas au moins, on avait une tumeur unique localisée et amenant des signes nets de compression ; pour 2 même, la tumeur proéminente à l'extérieur rendait ainsi et le dia-gnostic et l'intervention chirurgicale encore plus faciles. Du reste, dans le cas de Reydellet la poche a été ouverte et la moelle mise à nu, comme nous le verrons au chapitre consacré au traitement chirurgical.

Il suffit de rappeler ici que divers auteurs ont signalé dans les mé-ninges la présence de cysticerques (Westphall, Otto Hebold, Roki-tansky, Walton). Mais ces tumeurs de petit volume, presque toujours généralisées au cerveau et à la moelle, ne donnent point de symptoma-tologie définie, et n'ont en tout cas, en raison surtout de leur dissé-mination, aucun intérêt chirurgical.

Si l'on jette un coup d'œil d'ensemble sur les différentes variétés de tumeurs que nous venons d'étudier, en ne tenant compte que des grandes lignes, on peut les classer en trois catégories :

1º Tumeurs uniques nettement circonscrites, bénignes.

2º Tumeurs nettement circonscrites, mais multiples, à développe-ment lent, bénignes.

3º Tumeurs diffuses, quelquefois multiples, rapidement envahis-santes, malignes. Il faut se rappeler que cette gravité est due au mode de développement et surtout à la situation du néoplasme au voisinage de la moelle.

Les tumeurs du premier groupe, de beaucoup les plus nombreuses, nous intéressent aussi spécialement. Ordinairement de petit volume (olive, œuf de pigeon), nettement limitées, entourées pour la plupart d'une capsule qui les sépare nettement des parties voisines et de la moelle, elles se laissent isoler assez aisément. Grâce à leur situation sur les parties postérieures ou latérales de l'axe médullaire, on peut assez facilement les aborder et les extirper. Si nous mentionnons en plus, leur tendance nulle à la généralisation, l'absence à peu près certaine de récidive sur place, après extirpation complète, nous aurons énuméré leurs caractères fondamentaux et en même temps les motifs principaux, qui plaident en faveur de leur traitement chirurgical.

Le second groupe est constitué par des tumeurs qui, prises individuellement, sont ordinairement de même nature et de même aspect que les précédentes, mais qui en diffèrent essentiellement par leur plus petit volume, leur multiplicité, leur généralisation quelquefois à tout le système méningé cérébro-spinal et même au système nerveux périphérique.

Dans le troisième groupe rentrent des tumeurs d'une nature toute différente. Ce sont presque toujours des sarcomes à petites cellules formant, tantôt sur place, une grosse tumeur bourgeonnante qui détruit les parties voisines et arrive à faire saillie à l'extérienr, tantôt, envahissant la moelle dans toute sa hauteur et pénétrant même dans la cavité crânienne. Ces tumeurs implantées presque toutes sur la pie-mère ou le tissu sous-arachnoïdien ont une évolution assez rapide et se développent spécialement chez les jeunes sujets. Leur symptomatologie est en général diffuse, s'éloigne fort de celle de la compression lente produite par les tumeurs du premier groupe, par exemple.

Ces deux dernières classes n'offrent bien entendu qu'un intérêt tout à fait secondaire, au point de vue du traitement chirurgical, à l'exception pourtant de certains gros sarcomes qui n'ont point de tendance à se généraliser le long de la moelle.

Sur 96 tumeurs développées aux dépens des méninges rachidermes, 87 se répartissent ainsi qu'il suit. Pour les 9 autres la nature reste indéterminée.

VARIÉTÉS	NOMBRE				DURE-MÈRE Faces		ARACHNOÏDE	TISSUS SOUS-ARACH.	PIE-MÈRE	INDÉTERMINÉ
	Simple	Kystique	Multiple	Diffus	Ext.	Int.				
Sarcome — Névroglique	2						2			
Sarcome — Angiolithique, simple	11					8	3			
Sarcome — Angiolithique, kystique		1					1			
Sarcome — Fasciculé, simple (unique)	15					2	4	1	8	
Sarcome — Encéphaloïde, circonscrit (multiple)			3				1	1	1	
Sarcome — Encéphaloïde, kystique		2				2				
Sarcome — Encéphaloïdes volumineux ou diffus				13	3			1	9	
TOTAL 47	28	3	3	13	3	12	11	3	18	
Fibrome — simple	2				1	1				
Fibrome — kystique		1				1				
Fibro-sarcome — unique	4					1			3	
Fibro-sarcome — multiple			1			1				
Myxome — simple	4					1			2	1
Myxome — kystique		1						1		
Fibro-myxome — simple	1							1		
Fibro-myxome — kystique		3						3		
Lipomes								3		
Myo-lipome	1									1
Myxome lipomateux				1		1				
Adéno-sarcome	1				1					
Lymphangiome	1								1	
Mélanome généralisé				2					2	
Tumeurs diverses développées sur les racines	4									
Syphilis	3					1	1		1	
Kystes hydatiques — uniques	3						(Espace sus-arach.			
Kystes hydatiques — multiples			3				1			
Kystes hydatiques — indéterminés								2	?1	3
TOTAL 87	55	8	7	16	5	19	13	13	28	5

Siège (sur 86 cas)

Région cervicale supérieure .	3
— — moyenne. . .	5
— — inférieure . .	7
— cervico-dorsale	3
— dorsale supérieure. . .	11
— — moyenne. . . .	6
— — inférieure . . .	15
— dorso-lombaire	3
— lombaire supérieure. .	2
Filum terminale . . . . }	
Queue de cheval . . . . }	17
Diffuses sur une partie du canal	2
- - tout le canal	5
Cavité cérébro-spinale	3
Cavité cérébro-spinale et nerfs	4

Rapports avec la moelle (76 cas)

Face antérieure	7
Face postérieure	18
Face latérale { droite	9
{ gauche	10

Face antéro-latérale { droite . .	3
{ gauche .	4
Face postéro-latérale { droite .	3
{ gauche	3
Diffuse manchon complet. . . .	6
Demi-gouttière postérieure. . .	8
Face externe dure-mère (pos-térieure)	5

Adhérences (49 cas de tumeurs circonscrites)

Peu ou pas avec moelle ou dure-mère	20
Adhère, surtout à dure-mère ou méninges molles	19
Adhère à moelle	2
Adhère à racines nerveuses . .	8

Les sarcomes diffus de la pie-mère adhèrent presque tous plus ou moins à la moelle. Les tumeurs développées sur la face externe de la dure-mère doivent être aussi mises à part.

LÉSIONS DE LA MOELLE

L'aspect de la moelle, au niveau des points comprimés, varie suivant les cas et dépend du volume, de la forme et de la situation de la tumeur ; tantôt elle ne présente qu'une dépression assez légère, tantôt au contraire, elle est complètement aplatie, les deux feuillets de la pie-mère semblent accolés ; la solution de continuité n'est pourtant jamais complète.

Dans les cas où l'on a pratiqué la trépanation. on a constaté souvent l'absence de battement de la dure-mère au niveau, quelquefois audessous du point comprimé. C'est là un indice qui peut devenir précieux pour guider le chirurgien dans la recherche de la compression.

La consistance de la moelle varie suivant les observations. Quelques auteurs l'ont trouvée dure, grisâtre, le plus grand nombre au contraire insistent sur sa mollesse, sa friabilité, à ce niveau. Dans quelques cas enfin on n'a trouvé aucune modification apparente. Mais il est si difficile de se rendre compte des lésions intimes de cet organe à l'œil nu, qu'il faut n'accepter qu'avec réserve cette dernière assertion.

O.   3

A l'examen microscopique, on constate une prolifération névroglique intense, une myélite interstitielle très marquée avec épaississement quelquefois de la pie-mère. Avec cette transformation fibroïde de la névroglie, accompagnée d'augmentation de volume des vaisseaux et d'épaississement de leurs parois dont la gaine lymphatique est remplie de corps granuleux, on observe toutes les phases de dégénérescence des éléments nobles de la moelle : myéline fragmentée ou disparue plus ou moins complètement ; cylindraxes restés encore intacts, renflés par points et terminés en massue. « Ce travail, qui peut aboutir soit à la diffluence, soit à l'induration, rappelle le caractère de certaines myélites primitives et mérite d'être considéré comme une myélite interstitielle fibroïde » (Bouchard. *Dict. sciences méd.*, 2ᵉ série, 8, p. 667). En est-il toujours ainsi et la prolifération de la névroglie ouvre-t-elle toujours la marche dans l'apparition de la myélite transverse ? Il est des cas, surtout lorsque les accidents revêtent une marche aiguë et que la paralysie apparaît brusquement où le principal rôle semble revenir à la dégénérescence rapide des tubes nerveux. La prolifération névroglique ne serait ici que secondaire et viendrait combler les vides laissés par l'atrophie ou la disparition des tubes nerveux, comme dans les scléroses secondaires par exemple. Du reste les données, fournies par l'expérimentation chez les animaux, plaident fortement en faveur de cette seconde hypothèse. Kahler, en injectant à des chiens dans le canal rachidien une certaine quantité de cire, est arrivé à produire une compression légère de la moelle ; dans ces cas, il a constaté que les faisceaux nerveux sont les premiers atteints. Leurs divers éléments, en particulier le cylindraxe, se gonflent, se désagrègent et finissent par disparaître ; ce n'est que secondairement que le tissu interstitiel et les vaisseaux s'altèrent. L'auteur, après une longue discussion de ce processus, admet qu'il s'agit ici non d'une lésion inflammatoire, mais d'un trouble trophique d'origine purement mécanique.

Rosenbach et Schtscherbak ont répété les mêmes expériences chez le chien en introduisant des boules et des cylindres d'argent dans le canal rachidien. Quelques heures ou quelques jours après, les animaux étaient atteints d'une paraplégie des membres postérieurs qui disparaissait bientôt. Plus tard, quelques-uns eurent de la parésie des membres inférieurs ou simplement quelques troubles dans la marche.

Ici, par conséquent, les opérateurs ont obtenu une compression légère et même assez lente ; les chiens en effet ont vécu un laps de temps variant de 4 à 173 jours. A l'autopsie, la dure-mère seule était épaissie au contact des corps étrangers, la pie-mère était intacte, se laissait détacher de la moelle et ne présentait aucune trace d'inflammation. Du côté de la moelle, on trouva, au microscope, les tubes nerveux dégénérés en partie et la névroglie épaissie. La substance grise étant aussi fortement altérée : cellules nerveuses gonflées, troubles, remplies de vacuoles, manquant souvent de noyau ; les vaisseaux étaient dilatés, leurs parois épaissies ; les espaces péri-vasculaires dilatés et remplis d'exsudats. Enfin dégénérescence des cordons blancs chez les animaux ayant survécu au moins un mois.

Dans d'autres cas où l'on ne voyait à l'œil nu aucune altération de la moelle, les lésions prédominaient surtout sur la substance grise et elles consistaient principalement en une dilatation du canal central et des espaces lymphatiques.

Pour ces auteurs, la compression agirait directement et mécaniquement sur la substance nerveuse provoquant ainsi des troubles de nutrition spéciaux au niveau du point comprimé. Il se pourrait que cette dilatation vasculaire sanguine et lymphatique surtout, ne fut que le résultat mécanique de la désagrégation et de la fonte plus ou moins rapide des éléments nerveux, laissant pour ainsi dire un vide à combler dans la substance médullaire. Au-dessus et au-dessous de la compression ou trouve une dégénérescence plus ou moins marquée des divers faisceaux suivant les règles connues. Une myélite transverse pourrait pourtant exister sans dégénérescence secondaire ; Michaux, dans sa thèse, cite une observation de mal de Pott, avec compression, lésion médullaire et absence complète de dégénération secondaire.

Dans un certain nombre de cas, et c'est un fait que Charcot et Michaux ont bien mis en évidence, on voit un faisceau dégénéré par ses deux extrémités au niveau de la compression. Il n'est pas rare par exemple de voir le faisceau pyramidal dégénéré au-dessus du point comprimé, dans une étendue considérable. S'agit-il là d'une propagation par voisinage de la dégénérescence des cordons postérieurs ? Faut-il incriminer au contraire, l'inflammation de la pie-mère, à la myélite interstitielle s'étendant de proche en proche ? Ce sont encore de simples hypothèses.

Il faudrait peut-être considérer cette dégénérescence comme une propagation de proche en proche des lésions du cylindre-axe. Dans le cas, en effet, que nous rapportons, cette myélite ascendante était surtout caractérisée par les altératious des tubes et de la myéline et la prolifération névroglique ne paraissait être que secondaire, ce qui s'accorderait bien avec les résultats donnés par Kahler et Pick.

D'après les recherches de Troth, à la suite des traumatismes non septiques, il y a très peu de phénomènes inflammatoires au niveau de la lésion médullaire, mais les dégénérescences proprement dites existent à peu près constamment.

Horsley pense que dès le 5e jour et même le 3e jour la dégénérescence peut être révélée par les méthodes diverses de coloration.

D'après Homen (Thèse, Paris, 1886), les modifications au-dessous de la lésion n'apparaîtraient qu'après le 5e jour.

Dans un cas de luxation des vertèbres examiné le 11e jour, Troth a constaté un élargissement du cylindre-axe sur une étendue de plusieurs centimètres au-dessus et au-dessous de la lésion ; la région postérieure était plus altérée. Bien que ces dégénérations se produisent très vite et que leur extension soit très rapide, il est difficile de dire l'époque où elles sont complètes et où tous les faisceaux nerveux ont disparu. Il est pourtant probable que vers le 5e où le 6e mois la sclérose est déjà très avancée.

Mais ces lésions qui succèdent au traumatisme médullaire, à la section ou à l'écrasement brusque de la moelle ne sont point comparables aux lésions médullaires par compression lente, dont l'évolution est toute différente et beaucoup moins rapide. La continuité des fibres, du reste, n'est point brutalement interrompue et leur dégénérescence doit être moins rapidement totale et irrémédiable que dans les sections traumatiques.

La marche de ces lésions lorsque la cause persiste est progressivement croissante et la mort est la terminaison inévitable. Mais dans les cas où l'obstacle disparaît, et pour les tumeurs des méninges en particulier, il peut être bien souvent complètement levé, que deviennent les lésions médullaires ? Ici la réponse nous est donnée par l'observation clinique dans le mal de Pott et par les résultats heureux fournis par l'intervention chirurgicale dans divers cas de compression.

La moelle qui avait perdu toutes ses fonctions peut les récupérer en totalité ou en partie, si la cause qui les avait produites vient à disparaître. Les observations chirurgicales de Horsley, de Mac Ewen, que nous reproduirons à la fin de ce travail, en sont des exemples frappants. Enfin Charcot en donne une démonstration encore plus péremptoire s'il est possible, à propos de mal de Pott, dans les remarquables leçons qu'il consacre à la compression lente de la moelle. Petrowna (J. Morg. Naples, février 1888). Dans un mémoire important met aussi en évidence ce fait confirmé dans de nombreuses publications.

Dans une de ces observations il dit avoir vu nettement des fibres régénérées au milieu du résidu du processus destructeur. Il peut se reformer des tubes nerveux au sein du tissu de sclérose et c'est grâce à ces tubes nerveux que se font de nouveau les transmissions volontaires et sensitives. Comment se produit la réparation des tubes nerveux? Chaque tube se reforme-t-il de toutes pièces avec ses divers éléments, ou bien quelques cylindres-axes persistant encore plus ou moins intacts s'entourent-ils simplement de nouveau d'une gaine de myéline, comme dans certains cas de régénération des nerfs périphériques? C'est là une question non encore complètement élucidée. Peut-être, dans quelques cas du moins, un certain nombre de tubes nerveux restés à peu près intacts, mais dont la fonction a été supprimée par la compression, recouvrent-ils leur conductibilité une fois l'obstacle disparu, soit par les efforts de la nature, soit par les secours de l'art. C'est cette idée à laquelle semble se rattacher Vulpian et c'est celle qui paraît la plus vraisemblable si l'on remarque surtout la rapidité avec laquelle la moelle récupère ses fonctions en partie du moins, après certaines opérations remédiant à des compressions graves de causes diverses et souvent très anciennes.

Quoi qu'il en soit de ces hypothèses, le fait important est que la moelle peut retrouver ses fonctions alors même qu'elle a été presque totalement détruite. Le cas de mal de Pott cité par Charcot est très remarquable et très encourageant à cet égard. Il en est de même, du reste, de quelques observations de trépanation du rachis pour compression lente ayant amené des lésions graves de la moelle.

Si la régénération de la moelle chez l'homme surtout après déchirure ou section incomplète n'est pas admise par tous les auteurs, des expériences très bien conduites par des physiologistes de la plus haute valeur mettent le fait hors de doute chez certains animaux.

Brown-Séquard a communiqué en 1850 et 1859 à la Société de biologie des faits bien établis de régénération de la moelle chez le pigeon et le cobaye. Arnemann et Flourens ont aussi obtenu des résultats affirmatifs. Vulpian dans les nombreuses expériences qu'il a faites sur des grenouilles, des pigeons, des cobayes, etc., n'a eu que des résultats négatifs.

Eichhorst et Naunyn, après une longue série d'expériences sur de jeunes chiens âgés de 3 à 4 jours, concluent à la régénération des tubes nerveux médullaires, régénération qui commencerait dès le 40ᵉ jour pour se continuer lentement pendant les mois suivants.

Masius a pu enlever à quatre chiens un segment médullaire de 4 millimètres à la région lombaire, et les animaux ont guéri au bout de 8 mois ; les mouvements sont revenus avant la sensibilité. C'est ce que l'auteur et Vanlair avaient déjà constaté chez la grenouille en 1869 et 1870. L'examen microscopique a montré que la perte de substance était réparée par un tissu cicatriciel riche en fibres nerveuses qui se continuaient directement dans la substance médullaire. On n'a pas ici constaté de régénération des cellules nerveuses ; tous les expérimentateurs du reste s'accordent sur ce fait.

On voit que les auteurs sont loin d'être d'accord sur ce sujet. Les expériences de Masius paraissent pourtant, si on les rapproche surtout de celles d'Eichhorst, mettre hors de doute la régénération de la moelle chez le chien.

Schiefferdecker dans un volumineux mémoire où il donne les résultats fournis par l'examen de la moelle des chiens que Goltz et Frensberg sont arrivés à faire vivre plusieurs années après leur avoir sectionné la moelle à diverses hauteurs, arrive à une conclusion tout à fait opposée et met en doute l'exactitude des expériences précédentes. Les chiens examinés par cet auteur avaient vécu de 238 à 397 jours, il n'existait pas le moindre filet nerveux dans la cicatrice peu adhérente du reste aux deux bouts de la moelle sectionnée.

Troth conclut de ses recherches que la moelle a d'autant plus de tendance à se régénérer, que l'on descend plus dans l'échelle animale. Chez le singe il n'a jamais observé de traces de réparation.

La moelle des mammifères d'un ordre élevé du moins, ne présenterait donc aucune aptitude à la régénération. Ce résultat semble en pleine contradiction avec certaines observations de retour des fonctions médullaires après traumatisme, et il faudrait admettre, avec beaucoup d'auteurs du reste, que l'on se trouve dans ces derniers cas en présence d'erreurs de diagnostic.

Si cette question est très importante au point de vue des sections accidentelles de la moelle et de sa suture possible, comme certains auteurs y ont songé, elle l'est beaucoup moins pour les compressions médullaires. Dans ces cas, en effet, l'organe en partie détruit par places peut recouvrer ses fonctions par la simple disparition de l'obstacle. La lésion du reste est beaucoup trop étendue pour que l'on puisse songer à rapprocher les deux bouts après excision de la partie malade.

Symptomatologie.

Les tumeurs des méninges présentent dans leur développement deux phases bien nettes qui correspondent à deux périodes souvent bien tranchées de leur symptomatologie. Dans une première période ces tumeurs emprisonnées, pour la plupart du moins, dans le sac dure-mérien se trouvent en rapport direct avec les méninges qu'elles envahissent, avec les racines nerveuses qu'elles irritent et compriment; de là un certain nombre de symptômes désignés par Charcot sous le nom de symptômes extrinsèques. Ce n'est que plus tard que, grâce à leur développement plus ou moins rapide, elles arrivent à produire sur la moelle des lésions de compression et à déterminer ainsi l'apparition de nouveaux symptômes, qui viennent s'ajouter aux premiers et que Charcot nomme symptômes intrinsèques. La compression se faisant ainsi de dehors en dedans, et le siège de ces tumeurs étant le plus souvent latéral, les cordons blancs correspondants sont les premiers intéressés; de là les désordres précoces de la motilité. La substance grise au contraire, en raison de sa situation centrale et peut-être aussi de sa plus grande résistance, en raison surtout de son mode spécial de conductibilité, résiste plus longtemps et les troubles sensitifs ne rentrent généralement en scène que les derniers.

Certains auteurs pourtant pensent que, dans quelques cas du moins, la substance grise en raison de sa plus grande vascularité (Michaud) peut-être intéressée avant les cordons blancs, ce qui expliquerait l'apparition, dans les membres, avant la paralysie motrice, de certaines sensations telles que fourmillements, picotements, froid, etc.

Les symptômes extrinsèques, extra-médullaires qui apparaissent d'ordinaire les premiers sont des phénomènes douloureux; leur importance est considérable et nous allons les étudier d'abord.

Phénomènes douloureux. Pseudo-névralgies. — Cruveilhier avait noté déjà l'importance de la douleur dans les lésions extra-médullaires. Gull, Vulpian, Leyden et tous les auteurs qui se sont occupés de la question ont insisté aussi sur ce fait. Mais c'est au professeur Charcot surtout que revient le mérite d'avoir bien mis en lumière toute la valeur diagnostique de ces pseudo-névralgies dans les compressions médullaires.

Ces phénomènes douloureux du début son variables : tantôt c'est une douleur s'irradiant suivant le trajet d'un nerf, ou bien rapportée à la périphérie et limitée à la distribution terminale d'un ou de plusieurs nerfs, tantôt au contraire ce sont des douleurs localisées, superficielles ou profondes, plus ou moins étendues suivant le volume de la tumeur, sans aucun rapport avec la distribution nerveuse.

Dans le premier cas (*pseudo-névralgies*) bien que la pression exagère quelquefois les douleurs, les points douloureux classiques de la névralgie manquent le plus souvent, et l'on a affaire à une véritable névrite. Enfin, on a noté quelquefois dans ces cas des troubles trophiques, des éruptions bulleuses, le zona, notamment dans le mal de Pott ; l'atrophie musculaire elle-même est loin d'être exceptionnelle. On peut avoir ainsi des pseudo-névralgies cubitale, sciatique, lombo-abdominale, intercostale, etc. On trouve quelques exemples de douleurs qui, débutant par la périphérie, arrivent à gagner progressivement la racine des membres et la colonne vertébrale. Dans une observation de Leyden, la douleur, après avoir débuté par la face dorsale de l'avant-bras, s'étendit ensuite à l'épaule, au cou et aux vertèbres. On peut aussi observer des zones d'hyperesthésie sur le trajet des nerfs affectés.

Dans le second groupe, il faut placer certaines douleurs pongitives, lancinantes, térébrantes, constrictives, etc., assez bien limitées en général, siégeant soit sur la colonne vertébrale, soit dans certaines régions éloignées, tels les divers points du thorax, l'épigastre, l'hypogastre, les flancs, la région lombaire, etc. Il faut aussi signaler certains phénomènes douloureux rappelant ceux que l'on rencontre dans l'ataxie : douleurs en ceinture, douleurs fulgurantes, sensations de constriction, douleurs viscérales, etc. Dans un cas de Lancereaux, la douleur, après avoir débuté dans le côté droit, s'étendit au creux épigastrique, à la région dorsale, puis au côté gauche ; cette marche irrégulière et capricieuse fit penser au début à l'hystérie.

D'autres fois on observe de l'arthralgie, il peut même s'y ajouter du gonflement et de la rougeur, et la maladie semble débuter localement comme une attaque de rhumatisme articulaire. Traube (cité par *Leyden*) relate un fait où le début fut signalé par de la douleur dans l'épaule droite avec gonflement, rougeur, fourmillement et parésie du membre. Nombre d'auteurs signalent des douleurs articulaires, soit au début soit dans la première période de la maladie. (*Lacrousille, Charcot, Bernhuber, Masse,* etc.). On pourrait peut-être rapprocher les manifestations articulaires du début des arthrites ou des troubles trophiques plus ou moins graves que l'on peut observer dans ces régions au cours de la maladie. Elles paraissent rares du reste dans les cas de compression qui nous occupent.

Les malades se plaignent souvent de fourmillements, de picotements, dans certains segments de membre, ordinairement vers les extrémités, quelquefois suivant certaines distributions nerveuses ; d'autres fois ce sont des sensations ordinaires de froid, de brûlure, ou d'autres plus bizarres, celle d'eau qui coulerait le long du membre par exemple. Ces faits ne s'observent ordinairement qu'à une époque plus avancée de la compression, alors que la paraplégie motrice apparaît ou existe déjà et que souvent les pseudo-névralgies du début ont disparu ou bien diminué d'intensité. Les fourmillements peuvent pourtant se montrer dès le début avec la compression des nerfs.

Les douleurs sont quelquefois intermittentes, mais généralement continues avec exacerbations vives plus ou moins fréquentes, spontanées ou survenant à l'occasion d'une cause quelconque, mouvement, effort. Elles peuvent atteindre une violence extrême et empêcher tout repos.

Dans un certain nombre d'observations on trouve notée une exagération pendant la nuit. (*Hutchinson, Leyden, Servoin, Fox, Bernhuber, John Marshall*).

Dans notre observation I, R... l'exacerbation nocturne des névralgies rendit à un moment donné tout sommeil impossible. C'est là un fait intéressant à connaître et on pourra éviter ainsi de mettre sur le compte de la syphilis des lésions qui lui sont tout à fait étrangères. Cette particularité en effet précieuse pour le diagnostic de certaines affections spécifiques, perd ici beaucoup de sa valeur.

Les phénomènes douloureux sont souvent unilatéraux au début, ce n'est que plus tard, lorsque la tumeur a pris un développement considérable, qu'ils gagnent quelquefois le côté opposé. Les néoplasmes en effet sont rarement situés exactement à la face antérieure ou postérieure de la moelle, ils occupent le plus souvent les parties latérales ou plutôt empiètent plus ou moins sur elles, ce qui explique la prédominance des douleurs dans l'un des côtés.

La durée des phénomènes douloureux avant l'apparition de la paralysie varie suivant les cas, avec la situation de la tumeur, sa nature, son développement plus ou moins rapide. Tantôt ils constituent l'unique manifestation de l'affection pendant des mois et des années, tantôt au contraire la paralysie motrice débute dans les membres quelques jours après ou presque en même temps ; la paraplégie douloureuse, le syndrome bien étudié par Cruveilhier, se trouve alors constitué. Les symptômes névralgiques persistent souvent et peuvent accompagner jusqu'à la fin la paraplégie motrice. Mais ordinairement une fois celle-ci installée les douleurs diminuent, des sensations de fourmillement, de picotement, etc., apparaissent dans les membres paralysés. Enfin la paraplégie sensitive survenant, les désordres médullaires s'accentuant, les phénomènes douloureux s'effacent de plus en plus et finissent même par disparaître complètement. Chez notre malade (obs. I) les douleurs ont diminué rapidement dès la perte de la sensibilité. C'est là une règle générale, mais qui souffre bien entendu de nombreuses exceptions.

La période douloureuse peut manquer complètement et les troubles moteurs ouvrent alors la scène. Chez la malade de notre obs. II, il n'y a pas eu de phénomènes douloureux ; les premiers symptômes ont été la parésie des membres inférieurs et les troubles de la miction. La tumeur était située à la partie antérieure. Dans un cas rapporté par Dubujadoux (*névrome de la racine antérieure de la 9ᵉ dorsale*) on observa d'abord de la gêne dans la marche, ce ne fut qu'ensuite que survint une douleur sourde, légère dans la région lombaire. Dans un cas de Gérin-Rose, névrome développé aux dépens d'un ganglion nerveux? (*Luys*) et comprimant la moelle sur la partie postéro-latérale droite surtout, on n'a noté au début aucun phénomène douloureux. Il est certain que les tumeurs situées sur les parties postérieures ou latérales, qui sont du reste les plus nombreuses, détermineront beaucoup plus facilement l'apparition de phénomènes extrinsèques que celles développées à la partie antérieure et moins directement en rapport, au début du moins, avec les racines postérieures et les conducteurs de la sensibilité. Les phénomènes douloureux peuvent manquer aussi, d'après Leyden, lorsque les tumeurs se sont développées très rapidement et ont intercepté presque complètement les communications entre le cerveau et la moelle.

Le fait le plus important pour l'explication de ces symptômes, celui sur lequel tous les auteurs ont insisté, c'est l'irritation, la compression des racines postérieures ou des nerfs; c'est à cette cause, il est vrai, que semblent se rattacher la plupart des phénomènes douloureux, des pseudo-névralgies que l'on observe dans les compressions médullaires au début. A côté des nerfs, les méninges rachidiennes, surtout la dure-mère, doivent avoir une certaine part dans la production du même syndrome. La dure-mère dont la sensibilité à l'état normal a été fort contestée, devient très sensible lorsqu'elle est irritée, ainsi que le montrent les expériences de Flourens et de Vulpian. C'est à l'irritation des méninges au voisinage de la tumeur que l'on doit rapporter vraisemblablement les douleurs localisées au rachis. Ces douleurs dans les cas de compression médullaire, ont des limites assez précises, une intensité et surtout une fixité que l'on ne retrouve pas au même point dans les diverses formes de myélite et de méningo-myélite chronique.

La myélite cependant, qu'elle s'accompagne de leptoméningite (pie-mère) ou qu'elle intéresse surtout la substance grise (*Michaud*) peut amener l'éclosion de phénomènes douloureux. Les douleurs articulaires que l'on voit quelquefois survenir dès le début avec la paralysie ou dans le cours de celle-ci, doivent avoir la même cause; telles sont encore certaines douleurs en ceinture, les sensations de constriction sur le tronc ou les membres, les sensations de brûlure, de froid, d'engourdissement dans les membres, les fourmillements, les élancements douloureux dans les doigts, les orteils. On peut rapporter aussi à la myélite et à la lésion spécialement des cordons postérieurs, certains phénomènes douloureux fréquents dans l'ataxie, les douleurs fulgurantes, les crises viscéralgiques.

Sur 60 cas les phénomènes douloureux sont signalés 44 fois au début.

Symptômes médullaires. — *Paralysie motrice*. — Aux symptômes extrinsèques, irritatifs, font suite ordinairement les symptômes intrinsèques dépendant de la compression médullaire. Il paraît rationnel de rencontrer d'abord des troubles de la motilité dont les conducteurs en raison de leur situation plus superficielle sont bien plus directement atteints par l'agent compresseur que la substance grise profondément située. Il n'est point rare pourtant de voir certains troubles sensitifs spéciaux tels que fourmillements, sensation de froid, de brûlure, crampes douloureuses, précéder la paralysie Celle-ci débute ordinairement d'une façon lente, progressive, souvent avec des périodes de rémission et d'exacerbation; elle envahit d'abord un ou plusieurs membres, de la racine vers la périphérie en général, les extrémités restant, dans certains cas, le siège de quelques mouvements alors que depuis longtemps le membre dans son ensemble est paralysé. Au bout d'un certain temps se trouve constituée soit une monoplégie, soit une paraplégie, soit quelquefois une hémiplégie. Dans ce dernier cas la compression siège ordinairement au niveau du renflement cervical, les quatre membres peuvent être ainsi pris successivement et dans un ordre tout à fait variable.

La perte de la motilité peut revêtir d'autres fois une allure bien plus rapide et même débuter brusquement, sans raison appréciable ou pour une cause en apparence insignifiante, la frayeur par exemple. Dans un cas rapporté par Cruveilhier (1), la malade, portière à l'une des grilles du Luxembourg, eut une vive frayeur au moment où éclata la révolution de 1830 ; prise de convulsions le soir même, elle ne reprit connaissance qu'au bout de 3 jours, complètement paraplégique. Leyden rapporte un fait comparable.

Il ne faut pas confondre la paraplégie vraie avec l'impotence fonctionnelle qui peut être simplement due à la douleur exagérée. On peut aussi observer des paralysies limitées à la distribution de certains nerfs et accompagnées même d'atrophie musculaire, de troubles trophiques divers. Mais ici c'est la compression nerveuse qui est en cause, la moelle est indemne.

Réflexes. — A la paralysie ne tarde pas à se joindre l'exagération des réflexes restés normaux jusqu'alors à moins d'une irritation mé-

(1) Atlas. Liv. XXXII, p. 27.

.ningée excessive. Ce syndrome constant, à de rares exceptions près, caractérise avec les phénomènes douloureux du début, la compression médullaire.

« En général (Leyden) (1) l'augmentation du pouvoir réflexe dans les affections circonscrites de la moelle n'est ni aussi constante, ni aussi accentuée que dans la paraplégie par compression. Dans nombre de cas ce symptôme fait complètement défaut, alors même que la lésion médullaire reste circonscrite et que l'extrémité inférieure de la moelle est intacte sur une assez grande étendue. » D'ailleurs l'exagé-ration est rarement aussi évidente, elle est passagère, et d'ordinaire nous la voyons diminuer à mesure que la lésion spinale s'étend. Dans la compression médullaire au contraire, à mesure que la myélite transverse progresse et que la dégénérescence secondaire s'étend, la réflectivité s'accroît.

Le lieu d'élection de la lésion pour que l'exagération des réflexes se produise, est la partie inférieure de la région cervicale et la partie supérieure de la région dorsale. Plus bas, au niveau de la partie infé rieure de la région dorsale et supérieure de la région lombaire de la moelle, siège le centre médullaire du réflexe patellaire, zone de Westphal et la lésion de ce centre amènerait la suppression du phé-nomène. La moelle du reste doit être intacte sur une étendue suffi-sante au-dessous de la lésion.

« Plus l'affection locale siège haut, plus l'exaltation réflexe est manifeste. Lorsque la tumeur siège plus bas, il se produit d'ordinaire seulement des secousses cloniques dans les jambes, avec tension des extenseurs de la cuisse. Les réflexes sont beaucoup moins marqués que pour la région dorsale » (*Leyden*).

En dehors du siège, certaines conditions sont nécessaires pour la production de ces réflexes. Il faut l'intégrité de l'arc réflexe : 1º des nerfs et racines rachidiennes ; 2º de la zone radiculaire externe, faisceau de Burdach ; 3º des cellules des cornes antérieures qui constituent les centres réflexes. La lésion d'une quelconque de ces parties au niveau de la zone de Westphal amènera l'abolition du réflexe patellaire.

Contrairement aux idées admises jusqu'à ce jour certains auteurs (*Charlton Bastian, Bowlby*) ont cherché à démontrer que la sec-tion transverse, la destruction totale de la moelle en un point ame

(1) *Maladies de la moelle épinière*, 1879, p. 67.

nait aussi la suppression des réflexes. Charlton Bastian se fondant surtout sur des observations de traumatisme médullaire érige en principe que l'on peut assurer en clinique que la destruction de la moelle est complète lorsqu'à l'abolition du mouvement et des réflexes s'ajoute la disparition des sensations douloureuses et tactiles. Bowlby admet aussi que dans les destructions transverses complètes de la moelle, les réflexes profonds tendineux sont toujours abolis. Les réflexes superficiels peuvent être conservés dans certains cas, de même ceux de la vessie et du rectum. Il explique l'abolition des réflexes dans ces conditions par la suppression simultanée de l'influence du cerveau et du cervelet sur la moelle lombaire.

Ces notions intéressantes au point de vue de l'indication opératoire ne conservent toute leur valeur que lorsqu'il s'agit de traumatismes de la moelle. Les tumeurs des méninges en effet, n'amènent jamais une destruction transversale de l'axe médullaire, les accidents myélitiques emportent ordinairement le malade avant que ce résultat ne soit atteint.

En dehors des données que nous avons exposées et qui sont la condition sine quâ non de la production des réflexes, l'exagération de ce phénomène est liée presque toujours à la dégénérescence du cordon pyramidal (*Charcot, Bouchard*) consécutive dans ce cas à la myélite transverse. Cette règle souffre pourtant des exceptions, l'exagération de la réflectivité peut exister en effet sans aucune altération appréciable au moins des faisceaux pyramidaux. Des faits de ce genre sont signalés dans l'hystérie. Enfin dans les cas de tumeur l'exaltation de la réflectivité qui débute avec la paralysie ou peut même la précéder ne saurait être mise toujours sur le compte des dégénérescences secondaires. Dans notre obs. II où la paraplégie spasmodique s'est montrée très marquée pendant de longs mois, les lésions de dégénérescence secondaire sont insignifiantes. Une observation de Colman est aussi démonstrative ; il s'agit d'une paraplégie par compression avec exagération du réflexe tendineux et trépidation épileptoïde sans lésion médullaire.

Si la paraplégie spasmodique n'est pas invariablement liée à une altération de la moelle, la paraplégie flasque n'est pas non plus un indice certain de son intégrité. Une foule de causes peuvent amener l'affaiblissement ou la disparition des réflexes alors qu'il existe pourtant une lésion médullaire des plus marquées. Il suffit de se rappeler les conditions nécessaires à leur production : Toute interruption dans l'arc réflexe amène l'abolition de ce phénomène ; la destruction du centre réflexe, de la zone de Westphal surtout, par la propagation de la myélite, produit le même résultat ɪə après une période de réflectivité exagérée arrive la paraplégie flasque. Il en sera de même d'après Bastian et Bowlby de la destruction transverse totale de la moelle, lésion exceptionnelle il est vrai dans les cas de compression lente.

« Babinski a émis cette hypothèse que l'influence dynamogène exercée sur les centres des réflexes tendineux par une sclérose secondaire pouvait être annihilée par une cause qui agirait dans le sens inverse ou inhibitoire ; il n'est pas irrationnel de supposer par exemple que chez un diabétique ou chez un cachectique atteint de dégénérescence descendante les réflexes ne seraient pas exagérés. Il peut encore exister d'autres causes imprévues qui contrebalanceraient l'action spasmogène de la sclérose secondaire. »

Lorsque l'état général est mauvais (cachexie, misère physiologique, sénilité) les réflexes peuvent être abolis ou considérablement diminués. On pourrait en tenir compte dans certains cas de compression, bien que ce fait n'ait rien de constant à l'état normal. D'après Sternberg (1) en effet l'absence absolue de réflexe tendineux est bien plus rare qu'on ne l'avait admis antérieurement. Chez plus de 100 malades atteints de marasme sénile il n'a constaté aucune absence permanente du réflexe patellaire, si ce n'est à titre de phénomène préagonique. Chez cette catégorie de malades on trouve souvent une exagération du réflexe patellaire jusqu'aux dernières heures qui précèdent la mort. Ce fait s'observe aussi dans les cas où l'autopsie démontre ultérieurement l'existence de dégénérations nerveuses très étendues.

Une paraplégie complète sans lésion de la moelle survenue à la suite d'une compression brusque peut disparaître sans laisser de traces, lorsque cette compression vient à disparaître elle-même au bout de peu de temps (50 heures, Brown-Séquard ; 8 jours, Ehrling). Il est intéressant de constater que dans certaines conditions la moelle comme les nerfs mixtes peut perdre ses propriétés de conductibilité

(1) C'90e ngrès de médecine interne. Vienne, 1890.

et les récupérer après un temps assez long sans avoir subi d'altération appréciable.

Certaines compressions médullaires lentes peuvent se comporter à peu près de la même façon. On trouve relatés dans un travail de Kadner deux cas entre autres où il existait une compression de la moelle sans altération, et dont le seul signe avait été la paralysie avec abolition des réflexes. Il faudrait donc conclure de là qu'il peut exister des compressions de la moelle caractérisées uniquement par un paralysie du mouvement et de la sensibilité avec pertes des réflexes. C'est ce fait que M. Babinski s'est attaché tout récemment à mettre en lumière dans un très remarquable mémoire dont l'étude a été pour nous des plus fructueuses. D'après cet auteur aussi, il peut exister, pendant un certain temps, une compression médullaire déterminant une paraplégie motrice complète ou incomplète avec diminution ou abolition des réflexes tendineux, sans lésion médullaire importante. Le diagnostic de cette variété de paraplégie flasque, très intéressante en vue d'une intervention chirurgicale, serait possible, et, d'après M. Babinski se ferait de la façon suivante, par exclusion.

« Supposons par exemple qu'on a affaire à une paraplégie flasque consécutive à une altération des vertèbres dorsales supérieures ou moyennes. Admettons que cette paraplégie remonte déjà à plusieurs semaines et qu'il n'existe aucun des signes qui dénotent l'altération d'une des portions de l'arc des réflexes tendineux (nerfs moteurs, sensitifs, zone radiculaire externe, substance grise des cornes antérieures).

Le problème est aussitôt délimité et il ne reste plus qu'à déterminer si la flaccidité est due, comme dans les cas de Bastian et de Bowlby, à une lésion profonde, ou bien comme dans nos observations à l'absence de lésion organique. Si ces deux ordres de faits présentent au point de vue anatomique un antagonisme frappant, il n'en est pas moins vrai qu'il peut exister entre eux de grandes analogies cliniques, puisque de part et d'autre la paraplégie motrice et l'abolition des réflexes tendineux peuvent être absolues. Toutefois le diagnostic sera facile puisque, dans les faits du premier groupe, la paraplégie s'accompagne d'une anesthésie profonde, tandis que dans les observations du second groupe, les membres paralysés conservent leur sensibilité d'une façon à peu près complète. »

Voici la conclusion : « Lorsque, dans une paraplégie flasque d'une durée qui dépasse quelques semaines, consécutive à une compression de la moelle, la flaccidité ne peut être attribuée à une lésion occupant une partie quelconque de l'arc des réflexes tendineux, qu'elle n'est pas due non plus à la destruction d'une portion de la moelle dans toute sa largeur, il est permis, jusqu'à nouvel ordre, de croire que la moelle n'est pas altérée, ou ne l'est que très légèrement.

Quand l'état général du malade ne s'y oppose pas, l'intervention chirurgicale semble particulièrement indiquée dans les cas de ce genre. »

Les faits que rapporte M. Babinski et les conclusions qu'il en tire sont des plus intéressants.

Certains points pourtant peuvent prêter à la discussion si l'on généralise ces conclusions à tous les cas de compression lente de la moelle.

Les deux malades qui font le sujet des observations de l'auteur, et celui dont Kadner rapporte l'histoire, devaient présenter un état général assez misérable ; la cause et l'évolution rapide de la paraplégie pour deux d'entre eux du moins (cancer des vertèbres. 18 jours ; mal de Pott, 45 jours), en sont une preuve. L'auteur a pressenti du reste cette objection : « Il serait peut-être permis, croyons-nous, de mettre « ce fait (abolition des réflexes) sur le compte de l'état cachectique « dans lequel se trouvaient ces malades ». La moelle doit, dans ces cas, partager la déchéance des autres tissus de l'économie, sa vitalité, sa résistance doivent être amoindries ; une compression même légère survenant dans ces conditions, ne serait-elle pas capable d'amener l'arrêt des fonctions physiologiques de la moelle sans lésion notable ? La myélite secondaire enfin ne pourrait-elle pas revêtir une forme atténuée, avortée, à l'instar d'autres affections évoluant chez des cachectiques ?

Dans les tumeurs méningées, le plus souvent bénignes, l'état général reste longtemps satisfaisant, la marche des symptômes est lente d'ordinaire, et l'affection ne saurait être comparée au point de vue de l'évolution, de l'indication opératoire et du pronostic à la carie et au cancer vertébral surtout. Enfin le diagnostic de paraplégie flasque par compression, possible dans le mal de Pott avec lésion vertébrale appréciable, me paraît présenter ici bien des difficultés si l'on se trouve privé de l'un des signes capitaux, la paraplégie spasmodique.

L'exagération des réflexes peut être très marquée, nous l'avons vu, alors que les lésions de la moelle sont réduites à leur minimum (obs. II). Par contre les cas où l'on doit signaler l'absence ou la diminution des réflexes sont loin d'être exempts de lésions médullaires. On note dans ces cas soit une compression de la région dorso-lombaire de la moelle (*Hodenpyl, Ganguillet*) soit une myélite intense avec destruction des cornes antérieures dans toute la hauteur du segment inférieur (*Francotte*). Dans d'autres cas enfin on avait affaire à des sarcomes diffus généralisés à tout l'axe médullaire comprimant surtout le renflement lombaire, et envahissant la queue de cheval (*S. Coupland-W. Pasteur*). Il est à remarquer que dans trois au moins de ces cas si les réflexes patellaires étaient absents, le réflexe plantaire persistait normal (*S. Coupland-W. Pasteur*) ou affaibli (*Francotte*). Cette dissociation des réflexes superficiels et profonds n'est point exceptionnelle tant s'en faut.

La paraplégie flasque est donc un fait rare et l'on ne doit admettre son existence qu'après un examen des plus attentifs. Certains malades ne se présentent à notre observation que longtemps après le début de la paralysie et il est difficile d'assurer qu'il n'y a pas eu d'exagération de la réflectivité antérieurement. Ce symptôme, en effet, peut disparaître soit progressivement, soit brusquement (obs. I) et la paraplégie spasmodique se transformer ainsi en paraplégie flasque. Cette transformation rare au début devient fréquente à une période avancée et accompagne ou suit de près assez souvent l'apparition de la paralysie sensitive. C'est là un indice d'aggravation de la lésion médullaire annonçant souvent l'éclosion prochaine des accidents ultimes.

Sur 26 cas, assez récents, pour la plupart, dans lesquels l'existence de la paraplégie spasmodique est consignée, où l'état des réflexes est bien étudié, on trouve : 20 cas avec exagération permanente ou temporaire de la réflectivité ; 1 avec réflexes simplement conservés ; 1 abolis à droite, diminués à gauche ; 3 exagérés d'abord puis disparus assez longtemps avant la mort (45, 68 jours au plus) ; 2 réflexes plantaires conservés seuls jusqu'à la fin ; 4 réflexes totalement abolis. Dans la plupart de ces faits du reste l'absence de la réflectivité s'explique naturellement par la situation et les qualités des lésions et la paraplégie spasmodique n'en reste pas moins la règle.

Nous donnons ici le tableau résumé des rapports des différents réflexes avec les segments médullaires correspondants (Biron-Bram-well).

Portion cervicale : 7,8 . . . . }
Portion dorsale : 1,2 . . . . } Réflexe de l'omoplate, réflexe pupillaire.
    —   4,5,6,7 . . . . Réflexe épigastrique.
    —   9,10,11,12 . . . . Réflexe abdominal.
Portion lombaire : 1,2 . . . . Réflexe crémastérique.
    —   2,3,4 . . . . Réflexe rotulien.
    —   4,5 . . . . Réflexe fessier.
Portion sacrée : 1,2,3 . . . . Réflexe plantaire.
    —   2,3,4,5,6 . . . . . . Réflexes vésical, rectal, génital.

Les *phénomènes spasmodiques* ne tardent pas en général à faire leur apparition à la suite de la paraplégie ; ils accompagnent souvent l'exagération de la réflectivité, sans en être toutefois le corollaire obligé.

Les expériences de Masse sur le chien nous montrent que la compression seule de la moelle peut nous rendre compte de la période de paraplégie flasque avec persistance de la sensibilité. Mais si aux phénomènes de compression, viennent se joindre les phénomènes d'irritation, de la myélite se déclare, il survient des secousses, des crampes, de la rigidité des membres ; enfin à une période plus avancée arrive la contracture.

Pour Leyden ces contractures résultat du pouvoir réflexe ne sont pas extrêmement fréquentes surtout dans les cas où la myélite prend le pas sur la compression. Cette restriction est peut-être exagérée ; ce syndrome se rencontre, en effet, à l'état permanent ou temporaire, dans la majorité des cas. Elle peut survenir assez brusquement en quelques heures ou bien lentement, se montrer d'abord le jour pour disparaître la nuit ; mais au bout d'un certain temps elle devient permanente. C'est dans la majorité des cas l'extension qui se montre d'abord, la flexion lui succède au bout d'un certain temps ; les cuisses sont fléchies sur l'abdomen, les jambes sur les cuisses, les talons appliqués contre les ischions. Ce type de contracture en flexion succédant à la contracture en extension est le propre surtout de la myélite par compression, il est exceptionnel dans les autres myélites, dans l'hystérie, où la rigidité dans l'extension jusqu'à la fin est la règle. Quelquefois ce sont surtout les adducteurs qui sont contracturés, les genoux fortement appliqués l'un contre l'autre ne peuvent être que difficilement écartés et les surfaces en contact peuvent devenir le siège d'eschares profondes.

Au début on peut facilement vaincre la résistance des muscles, mais cette manœuvre souvent très douloureuse ne tarde pas à devenir difficile et même impossible en raison de la rétraction musculaire qui se produit secondairement.

La contracture est souvent accompagnée ou précédée de crampes pénibles, de soubresauts, de spasmes douloureux qui surviennent soit spontanément, soit à l'occasion d'une excitation légère, de la miction, de la défécation, d'un mouvement quelconque.

L'*épilepsie spinale* est un phénomène du même ordre, survenant dans les mêmes conditions et que l'on peut facilement provoquer en relevant fortement les orteils avec la paume de la main, le membre restant étendu ou très légèrement fléchi. Ce phénomène peut pourtant manquer malgré l'exaltation des réflexes, mais ne saurait survenir sans elle.

Le *tremblement* se trouve noté aussi dans quelques observations. Lacrousille rapporte un cas où, au bout de 4 ans de paraplégie, la malade fut prise de tremblements qui débutèrent par les membres inférieurs contracturés et envahirent ensuite les bras et le cou mais surtout le membre supérieur droit. Ces tremblements n'étaient pas continus et survenaient de temps en temps. Dans un cas rapporté par Leyden, il existait un tremblement continuel de la jambe gauche contracturée en flexion.

Troubles vésico-rectaux. — La vessie peut conserver l'intégrité de ses fonctions jusqu'à une période avancée de la paralysie et dans certains cas même jusqu'à la fin. Le plus souvent pourtant les troubles urinaires ne tardent pas à apparaître, après les symptômes paraplégiques surtout ; dans certains cas même, ils constituent avec la parésie l'un des premiers symptômes (obs. II).

C'est ordinairement la rétention qui se montre la première, soit complète d'emblée, soit progressive. Alors même que la rétention semble complète, la vessie peut encore se vider par instants, par une contraction involontaire réflexe que provoque souvent une excitation extérieure quelconque. Mais le plus souvent, surtout si le cathétérisme n'est pas pratiqué régulièrement, le malade urine par regorgement : c'est là l'incontinence par regorgement, bien distincte de l'incontinence vraie. Celle-ci apparaît ordinairement au bout d'un temps variable ; les sphincters restent absolument inertes et l'écoulement de l'urine se fait au fur et à mesure qu'elle arrive dans la vessie.

Telle est la marche des choses lorsque la compression siège au-dessus de la région lombaire, et que l'influence volontaire est seule supprimée. Dans le cas où la lésion occupe la portion lombaire ou sacrée la première période peut faire défaut, ou n'être que passagère, et l'incontinence s'installe d'emblée ; ici en effet, le centre réflexe peut être rapidement lésé ou la continuité de l'arc réflexe interrompue sur un autre point. On comprend facilement aussi qu'une compression siégeant très bas (partie inférieure de la région lombaire, queue de cheval) puisse laisser ce centre absolument intact et ne trouble en rien son action ; mais le plus souvent alors les filets nerveux qui en partent sont comprimés et les troubles vésicaux surviennent quand même.

Nous n'entrerons point ici dans la discussion des théories émises pour expliquer ces divers phénomènes. La théorie de Budge, qui a joui longtemps d'une grande faveur, tend aujourd'hui à être abandonnée ou plutôt à être modifiée depuis les recherches plus récentes de Gianuzzi et de Cupressow. On tend à admettre que le corps de la vessie reçoit aussi bien que le col des fibres qui le mettent sous l'influence de la volonté et des fibres qui traversent le sympathique. Il existerait en conséquence dans la moelle deux centres, l'un pour les actions réflexes, l'autre pour les contractions « à détente céphalique » (*Poincarré*) ; de là, la conservation de la contractilité réflexe ou volontaire suivant la persistance de l'un ou de l'autre centre.

« Kirchhoff, se basant sur des faits pathologiques, admet que chez l'homme les centres ano-spinal et vésico-spinal sont situés, non à la partie supérieure de la moelle lombaire, mais à l'extrémité de la moelle sacrée dans la région du point de sortie des 3e et 4e nerfs sacrés (noyau de Stilling) » (*Beaunis*). Oppenheim a noté de l'incontinence de l'urine et des matières et de l'impuissance à la suite de la lésion des 3e et 4e paires sacrées. D'après Thornburn enfin la 4e paire sacrée innerve la vessie et le rectum.

Avec ces troubles vésicaux peuvent survenir certaines modifications quantitatives et qualitatives de la sécrétion : polyurie, réaction alcaline de l'urine. Mais le fait le plus important est l'apparition fréquente de la cystite suivie ou non de pyélo-néphrite. La muqueuse vésicale en effet dont la vitalité est fortement amoindrie, offre un terrain tout préparé à l'infection que favorise au plus haut point le cathétérisme même pratiqué avec les plus grandes précautions. La cystite avec les modifications dans la composition de l'urine qui en sont les conséquences (pus, fermentation ammoniacale), n'est point un phénomène inquiétant, tant que la lésion reste localisée. Elle peut s'améliorer, disparaître même soit spontanément, soit après la disparition de la compression. Il n'est pas rare en effet de voir les troubles urinaires s'amender, se supprimer même passagèrement. Ce fait coïncide presque toujours avec une période d'amélioration aussi du côté des autres symptômes de compression.

La pyélo-néphrite qui n'est bien souvent que le complément obligé de la suppuration vésicale, est un accident bien autrement grave et constitue un des modes de terminaison fréquents de la myélite par compression. Il est inutile d'insister sur la valeur de ce syndrome au point de vue du pronostic opératoire ; aussi l'état du rein et des urines (pus, albumine) doit-il être soigneusement contrôlé si l'on se décide à intervenir chirurgicalement.

Les troubles des fonctions génitales accompagnent généralement les troubles urinaires ; avec la paraplégie survient le plus souvent l'impuissance génésique ; nous n'avons vu le priapisme signalé que dans une observation de Fox (sarcome méningé de la région cervicale avec difficulté de la miction, etc.). Ce symptôme est au contraire fréquent dans les traumatismes médullaires de la région cervico-dorsale.

Les fonctions du rectum sont ordinairement troublées au même titre que celles de la vessie. C'est tantôt une constipation opiniâtre avec difficulté ou impossibilité de la défécation, tantôt une incontinence relative ou absolue des matières.

Tous les troubles que nous venons de signaler sont ordinairement simultanés, ce qui s'explique par le voisinage dans la moelle de leurs divers centres réflexes.

Sensibilité. — Les troubles sensitifs n'apparaissent d'ordinaire qu'après les modifications de la motilité ; les exemples où celle-ci reste seule atteinte ne sont point rares, que la marche de l'affection ait été rès rapide (*Abercrombie*) ou remarquablement lente (*Hutchinson, Lacrousille, Cruveilhier, Bulteau, Gérin-Rose, Hardy*, etc.). On trouve une des rares exceptions que comporte cette règle générale dans une observation de Malmsten où la paralysie du sentiment précéda celle du mouvement (tumeur siège à droite). Les deux fonctions enfin peuvent se trouver compromises en même temps (*Traube : compression des cordons antérieurs*).

L'anesthésie peut donc survenir plus ou moins tôt, mais comme la paralysie motrice, elle est progressive et n'arrive à être totale ordinairement que vers la fin avec les progrès de la myélite centrale. Le sens du tact disparaîtrait le premier d'après Michaux, du moins dans le mal de Pott ; après lui diminue le sens de la température ; la sensibilité à la douleur ne s'éteint qu'après les deux autres. Il s'en faut pourtant que cette règle soit ici absolue, et la dissociation, surtout dans cet ordre, est loin de s'observer dans tous les cas. L'anesthésie thermique par exemple peut se montrer la première, exister même seule (*Charcot*) ; d'autres fois ce mode seul de sensibilité est conservé (*Leyden*). Peu d'observations du reste sont explicites à ce sujet.

Les troubles sensitifs débutent ordinairement à la périphérie des membres pour s'étendre peu à peu vers leurs racines et de là envahir le tronc sur une plus ou moins grande étendue. Cette marche ordinairement assez lente est sujette comme pour la paraplégie motrice à des poussées successives.

La limite supérieure de l'anesthésie irrégulière ordinairement sur les membres est assez nette sur le tronc et forme le plus souvent une ceinture complète. Cette zone de transition est tantôt linéaire, et tantôt forme une bande plus ou moins large au niveau de laquelle l'anesthésie va en se dégradant avant de disparaître. Il est rare, alors même que l'anesthésie est totale, de trouver absolument superposées à ce niveau les courbes qui représentent la limite des différents modes de sensibilité. C'est là souvent le point où prédomine la dissociation. La délimitation exacte est quelquefois difficile en raison des oscillations qui souvent se produisent à ce niveau.

Il n'est point rare non plus de voir la limite de l'anesthésie surmontée d'une zone d'hyperesthésie ou de paresthésie, très nette et limitée ; ce fait est souvent très marqué, on le sait, dans l'hémiparaplégie décrite par Brown-Séquard.

Comme les pseudo-névralgies bien localisées, cette anesthésie limitée peut être d'un secours précieux pour le diagnostic. Elle peut nous faire connaître les nerfs et les racines lésés et, d'une façon approximative du moins, le segment médullaire atteint. La précision absolue est, bien entendu, difficile, car si nous connaissons le trajet, le point d'origine même des nerfs atteints, nous avons des notions beaucoup moins nettes sur l'obliquité des racines, surtout dans leur trajet intra-médullaire. C'est là un point sur lequel insiste Horsley dans son remarquable mémoire. Presque toujours du reste la lésion est bien plus élevée que ne semble l'indiquer la délimitation de l'anesthésie ou de la névralgie. Dans les cas où le niveau de l'anesthésie est le mieux délimité, le siège de la compression le dépassera de la hauteur du trajet intra-spinal des nerfs atteints. Si la lésion est légère, la moelle seule en effet sera comprimée, ses racines resteront à ce niveau à peu près intactes, par suite de leur plus grande résistance. Ce ne serait que dans les compressions très intenses que l'on observerait l'arrêt de conductibilité, au même niveau, des racines et de la moelle. Dans ce cas (traumatisme), l'anesthésie atteint le niveau de la vertèbre touchée et indique une grave lésion (Thornburn). On peut enfin, dans les cas de tumeur, observer une zone névralgique au-dessus de la limite de l'anesthésie, la compression intéressant, mais d'une façon différente, et les racines nerveuses et la moelle au même point. Dans quelques cas enfin l'anesthésie est très lente à se produire et reste très éloignée du siège de la lésion.

Horsley cherche à expliquer le fait de la façon suivante : « Il est possible, dit-il, que la compression de la tumeur sur la moelle produise sur les fibres intra-médullaires (nerfs) beaucoup moins d'effet qu'on pourrait le croire ; c'est ce qui permettrait d'expliquer pourquoi la marche de l'anesthésie jusqu'au niveau de la lésion est si longue à se produire d'une façon complète ».

En dehors de la dissociation de la sensibilité que l'on retrouve notée dans quelques observations où le fait a été bien étudié (*Charcot, Leyden, Brawbach*, etc.), on doit signaler d'autres modifications telles que le retard dans la perception, les erreurs de localisation (très marqués chez l'opéré de White), les sensations associées. Dans ces deux derniers cas le malade perçoit encore les sensations, mais il les rapporte à faux à un autre point d'un même membre ou à un point symétrique du membre opposé. Ce phénomène qui peut coïncider avec de l'hyperesthésie indiquerait une altération matérielle de l'axe spinal, mais sans désorganisation encore de la substance nerveuse correspondante (*Jaccoud*). Certains malades accusent des troubles bizarres ; tel celui dont Cruveilhier rapporte l'histoire et qui croyait marcher sur des coussins. Ici la tumeur embrassait nettement la moitié antérieure de la moelle, il n'existait pas d'autre trouble de la sensibilité. Ce symptôme se rencontre souvent dans la myélite des cordons postérieurs (ataxie).

Il faut signaler enfin l'hyperesthésie, la dysesthésie que l'on peut rencontrer dans quelques cas, réparties surtout par zones de siège et de dimensions variables. C'est l'irritation méningée qui entre ici en jeu bien plus que la myélite. Il ne faut pas confondre ces phénomènes avec les douleurs, les pseudo-névralgies de la première période qui peuvent persister alors que la sensibilité est abolie. Cette combinaison constitue en effet une forme d'anesthésie douloureuse.

Il est certains cas enfin où les sensations diminuées, presque abolies, ne sont plus perçues par le malade que sous forme de fourmillements, de vibrations indéterminées, absolument uniformes pour tous les genres d'excitation ; le nerf aurait perdu ses propriétés surajoutées, il serait réduit à son rôle rudimentaire (*Charcot*).

On a noté encore parmi les phénomènes anormaux, la douleur musculaire à la pression (avec perte de la sensibilité cutanée. *Traube*) ; la perte du sens musculaire accompagnée de l'ataxie du mouvement et de la diminution des réflexes (adéno-sarcome au niveau de la région dorsale, 8e et 9e vertèbres, entoure la moelle sauf à sa partie antérieure, *Hodenpyl*).

La paraplégie sensitive revêt ordinairement dans sa distribution les différentes formes de la paralysie motrice : monoplégie, paraplégie le plus souvent, quelquefois hémiplégie, hémiparaplégie. La dernière forme se transforme ordinairement, avec le développement de la tumeur en paraplégie complète, à moins que l'on ne se trouve en présence du syndrome de Brown-Séquard, ou de certaines compressions siégeant sur la queue de cheval. La prédominance de l'anesthésie d'un côté, son début unilatéral à l'exemple de la paralysie motrice est un fait précieux pour le diagnostic de la situation latérale de la tumeur qui siège du côté où prédominent ces symptômes. Dans les cas pourtant où la compression plus profonde intercepte complètement les communications dans une des moitiés de la moelle la proposition prédente se trouve complètement modifiée comme nous le verrons.

Peut-on présumer d'après la précocité ou l'intensité de l'anesthésie que la tumeur siège à la partie postérieure de la moelle ? Certains auteurs l'ont pensé et le fait est très vraisemblable si l'on accepte l'hypothèse de Schiff ; mais si l'on s'en tient à l'examen des observations on ne tarde pas à se convaincre que le diagnostic du siège antérieur ou postérieur ne peut s'appuyer sur ces vues un peu théoriques.

Sur 50 cas : sensibilité conservée intacte jusqu'à la fin, 15 fois ; amoindrie mais conservée jusqu'à la fin, 11 fois ; disparition précoce, 9 fois ; disparition tardive, 15 fois.

Troubles trophiques. — Le décubitus sacré est de tous les troubles trophiques le plus important et le plus fréquent. Des eschares peuvent se développer sur toutes les surfaces qui sont le siège d'une pression quelconque, mais, comme dans les diverses myélites, ce sont les régions sacrées et fessières qui viennent en première ligne ; l'eschare ici unique ou double accompagne ordinairement l'anesthésie et prédomine du côté où celle-ci est le plus marquée. Dans l'obs. II, la sensibilité était complètement perdue sur une zone d'un diamètre double de l'eschare alors qu'elle était encore entièrement conservée dans les parties adjacentes.

Ces escahres qui ne se développent ordinairement qu'à une période avancée, peuvent être plus précoces, rétrocéder même spontanément, pour reparaître ensuite. Leur gravité, en dehors des lésions médullaires dont elles sont l'indice, tient surtout à la suppuration qui peut se propager au canal médullaire et aux méninges ou bien engendrer sur place l'infection générale. C'est ainsi que finissent du reste la plupart des malades.

A côté des escahres on peut signaler un cas de gangrène de la verge rapporté dans la thèse de Ganguillet et dû, d'après l'auteur, au contact continu de l'urinal. Quand aux éruptions bulleuse diverses, au zona noté surtout dans le mal de Pott, nous les mentionnons simplement pour mémoire.

Les *lésions articulaires* (arthrite aiguë, hydarthrose) ont été notées pour la première fois par Weir Mitchell dans le mal de Pott ;

elles sont rares dans les compressions dues aux néoplasmes méningés. Nous avons déjà parlé des fluxions articulaires douloureuses que l'on a rencontrées dans quelques cas au début ou à une période plus avancée.

L'*atrophie musculaire* est loin d'être rare. Elle peut reconnaître pour cause la névrite, comme dans le cancer ou le sarcome des vertèbres (Séné) ou la poliomyélite antérieure de beaucoup la plus fréquente. Leyden cite entre autres un fait remarquable d'atrophie musculaire localisée à l'avant-bras et à la main, avec réaction faradique abolie, dans un cas de compression spinale. Wilks, Wood rapportent également des cas d'atrophie musculaire limitée au membre supérieur et du côté de la lésion. On aura donc, suivant le cas, à rechercher la nature et l'origine de ces atrophies dont les caractères sont connus. Il faut signaler encore la possibilité de rétractions musculaires et ligamenteuses immobilisant les membres en position vicieuse et pouvant nécessiter des ténotomies complémentaires après guérison de la paraplégie.

Troubles vaso-moteurs. — Sous l'influence de la lésion médullaire et suivant l'état de la paraplégie, flasque ou spasmodique, on observe des phénomènes de vaso-dilatation (teinte rouge violacé des téguments, élévation de la température) ou de vaso-constriction (pâleur, refroidissement). La sécrétion sudorale suit des variations analogues. Mais ces faits sont loin d'être constants (*Vulpian*) ; ils ne présentent ici aucune particularité et leur intérêt en vue du diagnostic est bien minime.

On peut s'expliquer par le même mécanisme l'apparition de certains œdèmes passagers survenant dans un membre ou l'un de ses segments. Les infiltrations qui se montrent à une période plus avancée, surtout dans la paraplégie flasque, peuvent avoir aussi pour cause des troubles dans l'innervation vasculaire, mais ici il est souvent difficile de distraire la part qui revient à la cachexie dans la production du syndrome.

Symptômes récurrents. Troubles cérébraux. Convulsions généralisées. — Tous ces symptômes sont des plus rares, il suffit d'être prévenu de leur existence possible.

Les *phénomènes récurrents* signalés d'abord par Louis, bien étudiés par Michaud dans le mal de Pott peuvent se rencontrer dans les tumeurs méningées (*Wood, Abercrombie*). Ils sont sous la dépendance de la propagation de la myélite dans le bout supérieur, et de la dégénérescence normale ou anormale des divers faisceaux médullaires. Il est facile de prévoir le caractère qu'ils pourront revêtir suivant les cas. Les plus fréquents de beaucoup du reste sont les phénomènes paralytiques à marche ascendante.

Des *troubles cérébraux* variables, sans lésion cérébrale, appréciable du moins, et absolument indépendants des accidents délirants ou comateux de la fin, peuvent se produire dans le cours de la compression médullaire lorsque celle-ci siège à la partie cervicale ou dorsale supérieure. Ce fait est signalé du reste par Leyden dans les plaies de la moelle, la tuberculose, le cancer. C'est tantôt du délire léger, de l'affaiblissement surtout des facultés intellectuelles (*Hutchinson, Velpeau*), tantôt de la somnolence, de la céphalalgie (*Schulz, Lediard*). Dans un cas de Velpeau les troubles mentaux ouvrent la scène puis surviennent des convulsions et enfin les phénomènes douloureux et paralytiques. Un autre cas (*sarcome diffus de la pie-mère, Schultz*) débute même par des phénomènes généraux intenses, céphalalgie, frissons, état fébrile.

VARIÉTÉS SUIVANT LE SIÈGE ET LA RÉGION

A. Siège. — *Compression hémilatérale.* — Il est souvent bien difficile ou même impossible de dire si la compression siège à la partie antérieure ou postérieure de l'axe médullaire ; pour les compressions latérales, dans certaines conditions du moins, la même incertitude n'existe pas. Lorque la compression se limite à une moitié de la moelle (en largeur) on observe un syndrome clinique constant, bien étudié par Brown-Séquard. C'est l'hémiparaplégie spinale avec hémianesthésie croisée.

On observe du côté lésé : 1° paralysie motrice ; 2° sensibilité normale ou hyperesthésie ; 3° zone d'anesthésie légère au niveau des parties innervées par les nerfs qui ont leur origine immédiatement au-dessous de la lésion ; 4° au-dessus de cette zone d'anesthésie souvent hyperesthésie plus ou moins forte ; 5° paralysie vaso-motrice au-dessous de la lésion.

On a du côté opposé : 1° intégrité complète des mouvements ; 2° sensibilité éteinte ou diminuée dans tous ses modes ; 3° quelquefois au-dessus de l'anesthésie légère zone d'hyperesthésie.

Quand la lésion siège vers la 3e paire sacrée, outre les signes ordinaires il y a d'après la remarque de Brown-Séquard, perte de la sensibilité des deux côtés à l'aine, au périnée, aux genoux.

Les arthropathies, l'atrophie musculaire siègent alors du côté de la lésion avec les troubles vaso-moteurs. L'eschare au contraire se montre du même côté que les troubles de la sensibilité.

Tel est le fait observé dans la section hémilatérale type, mais dans la compression par tumeur quelques points peuvent être moins nets ; les dégénérescences secondaires peuvent venir aussi compliquer le tableau. Enfin au bout d'un certain temps, grâce au développement de la tumeur et à l'extension de la myélite, la paraplégie peut remplacer l'hémiparaplégie. Quoi qu'il en soit, on comprend facilement tout le parti qu'on peut tirer de la présence de ce syndrome pour la précision du diagnostic (Charcot, Brown-Séquard, Cayley).

B. **Régions.** — *Région dorsale supérieure et cervicale.* — Suivant le point de l'axe médullaire comprimé, certains des symptômes déjà décrits peuvent se modifier ou disparaître, d'autres au contraire peuvent venir se surajouter. Dans la région cervicale et la partie voisine de la région dorsale, les troubles moteurs surtout revêtent une marche un peu spéciale.

La paralysie peut se montrer d'emblée ou successivement sur les deux bras avant d'atteindre les membres inférieurs (*paraplégie cervicale de Gull*). Mais le plus souvent se montre d'abord une monoplégie qui se transforme en hémiplégie par l'invasion du tronc et du membre inférieur correspondant ; ce n'est que quelques semaines ou quelques mois après que, grâce à l'accroissement de la tumeur, le bras du côté opposé se prend d'abord et le membre inférieur ensuite ; on a alors une paraplégie totale. Brown-Séquard pense que les conducteurs pour les mouvements volontaires des membres thoraciques, sont plus superficiels que ceux des membres inférieurs et qu'ils sont ainsi les premiers exposés à la compression.

On peut observer aussi de la gêne respiratoire variable comme intensité, suivant les centres lésés et les groupes musculaires paralysés (au-dessus de la 4ᵉ paire cervicale, paralysie du diaphragme au-dessus de la 5ᵉ cervicale, dentelé et pectoraux. Au-dessus de la 1ʳᵉ paire dorsale, intercostaux; au-dessus de la 8ᵉ paire dorsale, muscles abdominaux). À la gêne respiratoire peut s'ajouter la toux qui, jointe aux névralgies scapulaire ou intercostale a pu simuler à s'y méprendre une tuberculose commençante dans un cas rapporté par Gull (*tumeur implantée sur la face interne de la dure-mère à sa partie antérieure au niveau de la 1ʳᵉ dorsale*). Il n'est pas rare aussi d'observer de l'atrophie musculaire dans le membre supérieur. Kahler, à propos du mal de Pott, insiste aussi sur ce fait que la compression par carie des dernières vertèbres cervicales s'accompagne généralement d'atrophie musculaire des membres supérieurs.

On trouve aussi signalés, le hoquet, les vomissements, les troubles de la déglutition, l'élévation de la température.

Le ralentissement du pouls, le pouls lent permanent a été noté aussi; ce phénomène bien étudié par Charcot, s'accompagnait dans le cas d'Halberston (*compression après traumatisme*) de crises syncopales de plus en plus rapprochées avec accès épileptiformes; la mort survint à la suite d'une de ces crises.

C'est dans les cas de lésions médullaires à cette région que l'on trouve signalées les convulsions épileptiformes généralisées. Dans un cas de Brawbach (*lipome des méninges* s'étendant de la 5ᵉ cervicale à la 4ᵉ dorsale chez un enfant de 5 ans) nous voyons mentionnées, avant l'apparition de la paralysie, des convulsions nocturnes, avec dyspnée, cyanose de la face et sans perte de connaissance. Le fait est fréquent dans les lésions traumatiques de la moelle (hémisection) au voisinage du bulbe chez les animaux, et a été surtout étudié par Brown-Séquard. D'après l'éminent physiologiste, plus une lésion de la moelle épinière depuis le niveau de la 5ᵉ vertèbre lombaire se rapproche de la 1ʳᵉ cervicale, plus l'affection épileptiforme caractérisée par des attaques spontanées ou provoquées se montre rapidement. Dans les 2 cas signalés par Michaud dans le mal de Pott, la lésion occupait les régions lombaire et dorsale. Malgré la fréquence à laquelle pourrait faire croire la production facile du phénomène chez les animaux le fait est rare en clinique. Charcot a pu réunir dix cas, dont cinq par compressions diverses.

Arrivent enfin les phénomènes oculo-papillaires observés dans les cas où le centre cilio-spinal (5ᵉ cervicale à 6ᵉ dorsale, Budge, Erb et Goltz) est intéressé. La mydriase, le myosis, l'inégalité pupilaire ont été tour à tour observés. Il n'y a rien de constant dans la succession de ces phénomènes ; la dilatation peut être la première en date, la contraction paralytique survient en dernier lieu.

Pour faciliter la limitation aussi exacte que possible du siège de la compression, nous allons reproduire ici les résultats des recherches expérimentales des divers auteurs, consignés dans le travail de Thornburn à côté des données que l'observation clinique a pu fournir à cet auteur.

Tableau de Ferrier et Yeo, *fourni par l'excitation des racines cervicales chez le singe.*

4ᵉ *paire cervicale :* Deltoïde, rhomboïde, sus et sous-épineux, biceps, brachial antérieur, long supinateur, extenseurs du poignet et des doigts, diaphragme.

5ᵉ *paire :* Deltoïde (portion claviculaire), biceps, brachial antérieur, grand dentelé, long supinateur, extenseurs du poignet et des doigts.

6ᵉ *paire :* Grand dorsal, grand pectoral, grand dentelé, pronateurs (fléchisseurs du poignet?), triceps.

7ᵉ *pnire :* Grand rond, grand dorsal, sous-scapulaire, grand pectoral, fléchisseurs du poignet et des doigts (médian), triceps.

8ᵉ *paire :* Longs fléchisseurs, cubital antérieur, muscles intrinsèques de la main, extenseurs du poignet et des phalanges, long chef du triceps (grand pectoral).

1ʳᵉ *paire dorsale :* Muscles intrinsèques de la main, c'est-à-dire les muscles de l'éminence thénar, de l'éminence hypothénar et les interosseux.

Thornburn fait à cette classification deux objections qui paraissent pleinement justifiées : 1° difficulté d'une excitation bien localisée; 2° chez l'homme les fonctiens motrices sont plus spécialisées, moins associées que chez le singe, de sorte que l'apport nerveux pour un muscle donné peut naître sur une plus petite surface.

Les observations cliniques pourtant concordent avec les résultats ainsi obtenus.

Tableau de GOWERS, *d'après les conclusions générales fournies par la clinique.*

MUSCLE MOTEUR	RACINE	MUSCLE MOTEUR	SENSIBILITÉ
Partie supérieure du trapèze.	IVᶜ Cervicale. Vᵉ Cervicale.	Diaphragme.	Épaule.
Muscles de la partie inférieure du cou.	VIᵉ Cervicale.	Dentelé. Fléchisseurs du coude. Supinateurs.	Bras.
	VIIᵉ Cervicale.	Extenseurs du poignet et des doigts.	
Partie moyenne du trapèze.	VIIIᵉ Cervicale.	Extenseurs du coude. Fléchisseurs du poignet et des doigts. Pronateurs.	
	Iᵒ Dorsale.	Muscles de la main.	Main.

Tableau de HERRINGHAM, *d'après ses recherches anatomiques.*

Vᵉ *Racine cervicale :* Biceps, brachial antérieur, sous-scapulaire. Deltoïde.

VIᵉ *racine :* Grand pectoral, biceps, brachial antérieur, rond pronateur, grand palmaire, muscles superficiels de l'éminence thénar, sous-scapulaire, grand rond, deltoïde, long et court supinateur, premier et second radial externe.

VIIᵉ *racine :* Grand et petit pectoral, coraco-brachial, fléchisseur superficiel, long dorsal, triceps, premier et second radial externe.

VIIIᵉ *racine :* Grand et petit pectoral, fléchisseur superficiel, long dorsal, triceps.

1ʳᵉ *Dorsale :* Grand et petit pectoral.

« Les conclusions que cette méthode a fournies à Herringham s'accordent avec celles qui avaient été déjà obtenues, à cette différence près, que les muscles intrinsèques de la main recevraient leur innervation d'un point plus élevé que ne l'avaient enseigné les expériences sur les animaux e l'observation clinique. »

O.   5

Tableau de Thornburn, basé sur l'observation de l'étendue de la paralysie et de l'anesthésie dans les cas de traumatismes, soit dès le début,
soit dans le cours de la myélite qui suit généralement (p. 4).

Sus et sous-épineux	
Petit rond ?	IVe Racine cervicale.
Biceps	
Brachial antérieur	
Deltoïde	Ve Racine cervicale.
Long supinateur	
Court supinateur	
Sous-scapulaire	
Pronateurs	
Grand rond	
Grand dorsal	VIe Racine cervicale.
Grand pectoral	
Triceps	
Grand dentelé	
Extenseurs du poignet	VIIe Racine cervicale.
Fléchisseurs du poignet	VIIIe Racine cervicale.
Interosseux	
Autres muscles intrinsèques de la main	Ire Racine dorsale.

« En essayant d'élucider ces divers points, j'ai fait table rase des résultats obtenus par les autres méthodes, je n'ai cédé que devant l'évidence
des faits. Il est certain qu'à l'aide de cette méthode on n'arrive qu'à obtenir
les points principaux d'origine des fibres nerveuses motrices et que lorsqu'un
muscle reçoit son innervation de plusieurs sources différentes, on ne tient
pas compte des moins importantes d'entre elles. »

On trouvera encore d'utiles renseignements dans la thèse de Forgues (Montpellier, 1883) qui a repris les expériences de Ferrier sur
le singe. Ses résultats sont du reste consignés dans le Traité des
maladies du système nerveux de Grasset (1886).

Le magnifique atlas de Flower renferme une série de planches
représentant le trajet des nerfs moteurs et sensitifs depuis leur origine
apparente jusqu'à leur terminaison dans la peau ou les muscles.
« Dans une planche consacrée uniquement à l'étude de la sensibilité
cutanée l'innervation de chaque partie du tégument et par suite les
plexus ou les nerfs originels correspondants sont indiqués avec soin. »

*(Flower. Atlas schématique du système nerveux ; 3e édition, 1880.
Traduit par Duprat, 1888.)*

L'étude des localisations devient plus facile à la région dorsale, en raison de la simplicité relative de la distribution des nerfs. La paralysie étant ici difficile à constater, on ne peut se baser que sur les limites de la zone d'anesthésie (Thornburn).

Tableau indiquant les rapports qui peuvent exister entre la limite de l'anesthésie et le siège de la lésion.

Siège probable de la lésion par rapport aux vertèbres.	Nerf le plus élevé dont les fonctions sont abolies.
1. Jonction de la 5e et de la 6e dorsale	6e intercostal
2. 6e dorsale	8e intercostal.
3. 7e dorsale	7e intercostal.
4. Jonction de la 9e et de la 10e dorsale. . . .	12e dorsal.
5. Jonction de la 10e et de la 11e dorsale. . . .	1re lombaire.
6. Jonction de la 11e et de la 12e dorsale . . .	1re lombaire.

Thornburn dresse ensuite le tableau de tous les cas mortels de fracture de la colonne vertébrale réunis par Gurlt.

N° d'obs.	SIÈGE DE LA LÉSION de la moelle par rapport à la vertèbre.	LIMITE SUPÉRIEURE DE LA PARALYSIE ET DE L'ANESTHÉSIE	NERF PARALYSÉ LE PLUS ÉLEVÉ
1	Seconde dorsale.	3° côte....................	3° dorsal.
2	3° dorsale.	7° côte....................	7° dorsal.
3	3° et 4° dorsales.	Ombilic..................	11° dorsal.
4	4° dorsale.	6° vertèbre dorsale.........	6° dorsal.
5	4° et 5° dorsales.	Épigastre.................	6° ou 7° dorsal.
6	4° dorsale.	Épigastre.................	6° ou 7° dorsal.
7	5° et 6° dorsales.	A la hauteur des fausses côtes.	7° dorsal.
8	De la 4° à la 7° dorsale.	Mamelon..................	4° dorsal.
9	6° dorsale.	5 cent. au-dessus de l'ombilic.	8° ou 9° dorsal.
10	7° dorsale.	Ombilic et 8° vert. dorsale...	8° ou 11° dorsal ?
11	7° et 8° dorsales.	Creux de l'estomac.........	9° dorsal ?
12	8° dorsale.	Trois doigts au-dessus de l'ombilic...............	9° dorsal.
13	9° dorsale.	5 cent. au-dessus de l'ombilic et de la 12° côte..........	9° dorsal.
14	9° et 10° dorsales.	2 cent. 1/2 au-dessus de l'ombilic	10° dorsal.
15	9° et 10° dorsales.	Ombilic..................	11° dorsal.
16	9° et 10° dorsales.	10 cent. au-dessus de l'ombilic.	8° dorsal.
17	Partie supérieure de la 11° dorsale.	2 cent. au-dessus de l'ombilic.	12° dorsal.
18	Totalité de la 11° dors.	Dernière fausse côte........	12° dorsal.
19	Milieu de la 11° dors.	Ombilic..................	11° dorsal.
20	11° et 12° dorsales.	Ombilic..................	11° dorsal.
21	12° dorsale.	Épine ant^re et sup^re de l'os iliaque	2° nerf lombaire.
22	Milieu de la 12° dors.	Épine ant^re et sup^re de l'os iliaque	2° lombaire.
23	12° dorsale.	Paralysie des membres inférieurs, anesthésie ne dépassant pas les genoux.......	2° lombaire, motilité. 5° lomb. pour sensibil.
24	12° dorsale.	Paralysie et anesthésie des membres inférieurs........	2° lombaire.
25	11° et 12° dorsales.	Pas de paralysie, anesthésie de la zone des sciatiques ...	5° lombaire.
26	12° dorsale et 1re lomb.	Paralysie des membres inférieurs, anesthésie à partir du milieu de la cuisse et du pli du jarret............	4° lombaire ?
27	12° dorsale.	Région inguinale	3° lombaire ?

« Si nous examinons le tableau ci-dessus, nous voyons que les observations peuvent être divisées en trois groupes :

1er *groupe* : Obs. 8, 13, 19, 20, dans lesquelles les symptômes s'étendent aussi haut que la lésion vertébrale. On peut y ajouter le n° 3 du tableau précédent.

2e *groupe* : Obs. 1, 4, 5, 6, 7, 9, 10, 11, 12, 14, 15, 17, 18, 21, 22, 24 : en tout 16 cas dans lesquels les troubles nerveux atteignent une hauteur correspondant généralement à l'aire de distribution d'environ deux nerfs intercostaux au-dessous du tronc sortant de la partie vertébrale intéressée. En ajoutant à ces cas mes 5 cas personnels, nous avons dans ce groupe 21 cas analogues sur 33.

Le 3e *groupe* : Obs. 2, 3, 16, 23, 25, 26, 27, contient les 7 derniers cas sur 6 desquels la paralysie occupe des régions situées à une distance considérable au-dessous de la lésion vertébrale. »

2e *région : dorso-lombaire*. — La compression à ce niveau détermine une paraplégie complète ou une hémiparaplégie avec intégrité du membre supérieur et du tronc. Les réflexes patellaires peuvent être abolis ou tout au moins amoindris, soit que leur centre soit lésé, soit que la compression siège trop bas sur l'axe médullaire. Les troubles vésico-rectaux peuvent avoir ici une marche beaucoup plus rapide ; l'incontinence peut se montrer d'emblée ou faire rapidement suite à la rétention.

3e *région : cône médullaire et queue de cheval*. — Les tumeurs qui se développent sur la queue de cheval ou les diverses lésions qui peuvent en amener la compression ont une allure tout autre. La symptomatologie de ces compressions a été bien étudiée par Thornburn (Brain, 1888, 381) dont le mémoire est basé sur la description de 4 observations : 1° une luxation de la 1re lombaire ; 2° un cas de spina bifida avec cicatrice enclavant la queue de cheval ; 3° une tumeur coccygienne ; 4° une luxation de la 2e vertèbre lombaire.

Dans tous ces cas la symptomatologie, assez uniforme, est la suivante : La paraplégie à peu près complète est la règle, mais, tandis que les muscles innervés par le plexus sacré sont complètement paralysés et présentent la réaction de dégénérescence, ceux innervés par le nerf crural, l'obturateur peuvent avoir conservé quelques mouvements.

L'anesthésie est aussi en rapport avec l'innervation fournie par le plexus sacré ; le périnée, le pénis, le scrotum, la fesse, la partie postérieure de la cuisse, de la jambe et du pied sont insensibles, tandis que la sensibilité est conservée dans la partie antéro-externe de la cuisse, de la jambe et du pied.

Les réflexes tendineux sont affaiblis ou nuls, les superficiels, surtout crémastérien, peuvent être conservés.

Il y a ordinairement incontinence d'urine et impuissance absolue.

Les troubles trophiques sont rares, bien que l'on ait signalé le mal perforant dans quelques cas.

D'après l'auteur enfin, les nerfs qui émergent plus inférieurement seraient ordinairement plus altérés que ceux qui émergent au-dessus.

Voici les conclusions de Bechtereff à la suite d'expériences chez le chien (section de la queue de cheval, soit au niveau de l'espace rhomboïdal, soit au niveau de l'articulation des deux dernières vertèbres lombaires) :

1° Anesthésie limitée aux régions anale, périnéale, crurale (supéro et postéro-interne).

2° Troubles paralytiques du côté des membres postérieurs avec réaction de dégénérescence des muscles paralysés.

3° Paralysie des sphincters de la vessie et du rectum.

« Dans les cas où les racines avaient été sectionnées entre les deux dernières lombaires, on observait chez les animaux une perturbation extrême dans les mouvements des membres postérieurs ; tout le train postérieur oscillait d'un côté à l'autre dans la marche. Dans un cas l'anesthésie occupait presque toute la surface postéro-interne des membres. Dans deux observations que rapporte ensuite l'auteur on trouve chez le malade une distribution analogue surtout des troubles de la sensibilité : anesthésie et analgésie du périnée, des organes génitaux, des fesses, de la face interne et en partie de la face postérieure des cuisses et des jambes (plexus sacré).

Dans l'un de ces cas l'on trouve avec un affaiblissement graduel des membres inférieurs certains troubles d'incoordination dans la marche. Le malade projette un peu ses membres en avant et descend difficilement un escalier, ne tient pas sur un pied ; pas de signe de Romberg. »

Mais il est un symptôme sur lequel nous devons spécialement insister aussi et qui peut prendre une importance diagnostique considérable, surtout dans les cas de tumeur : c'est la douleur. Les tumeurs que l'on trouve en effet sur la queue de cheval se développent sur un ou plusieurs filets nerveux qu'elles englobent et désorganisent plus ou moins, en même temps qu'elles compriment les racines et les troncs voisins ; c'est ce qui nous explique l'existence, suivant les filets nerveux atteints, de névralgies rebelles à tous les traitements ne laissant au malade aucun repos et pouvant s'accompagner de troubles trophiques cutanés, d'atrophie musculaire. Ces douleurs ne sont point influencées ici par l'apparition de la paralysie. Dans le cas de Benjamin, par exemple, les douleurs augmentent d'intensité malgré l'apparition de la paralysie motrice et atteignent même à la fin un degré insupportable.

Dans un cas de Monod rapporté par Longet, trois petits fibromes situés sur le trajet ou dans l'épaisseur des racines antérieures des membres pelviens, avaient provoqué des douleurs excessives avec une paralysie motrice incomplète. Chez une malade dont l'histoire est relatée par Ollivier, les douleurs et la parésie augmentaient surtout au moment des règles, fait qui s'explique facilement par la congestion qui envahit les organes pelviens à ce moment et qui peut amener une aggravation momentanée de la compression.

Laquer rapporte l'histoire d'un jeune homme de 19 ans, chez lequel pendant deux ans les phénomènes douloureux furent le seul symptôme de la compression. Ces douleurs occupaient la partie moyenne du sacrum et s'irradiaient dans les cuisses jusqu'aux genoux, elles s'exaspéraient la nuit au point de priver le malade de sommeil. Il existait une intégrité absolue des réflexes, des fonctions de la vessie et du rectum, et de l'appareil musculaire des membres inférieurs. Ce ne fut que deux ans après qu'apparut une parésie transitoire du rectum et de la vessie, un affaiblissement des fonctions sexuelles, une légère diminution des réflexes tendineux avec atrophie du droit fémoral. Dans ce cas du reste l'intervention chirurgicale vint confirmer le diagnostic de compression de la queue de cheval. Rehn pratiqua l'ouverture du canal sacré et put enlever un lymphangiome caverneux situé à la partie moyenne de ce canal sur la face postérieure de la dure-mère et sans connexion avec elle. Un mois après le malade en voie de guérison quittait l'hôpital.

Eulenbourg qui s'est également occupé de cette question rapporte aussi l'histoire d'un malade où les douleurs, surtout la névralgie crurale furent l'un des premiers symptômes. Ici on observa en plus comme dans la majorité des cas des troubles vésico rectaux, l'anesthésie des régions fessière, ano-coccygienne, périnéale et des organes génitaux externes, enfin les troubles de la motilité limités à une portion des membres inférieurs. En même temps qu'une lésion profonde du plexus sacré, il y avait dans ce cas irritation du nerf crural.

Après l'exposition de ces faits, une question se présente aussitôt, surtout dans les cas où l'on se décide à intervenir ; il s'agit de savoir si les lésions sont limitées aux racines nerveuses ou si la partie terminale de la moelle est envahie. Dans ce dernier cas, les symptômes locaux sont très importants ; il faut se rappeler que la moelle ne descend pas au-dessous du bord inférieur de la 1re lombaire. Les troubles de la motilité sont plus accentués, plus symétriques ; on a une paraplégie complète, avec absence de réflexe en général ; les troubles de la sensibilité, s'ils existent, suivent la distribution de la paraplégie ; l'atrophie musculaire est rare, les propriétés électriques des muscles sont conservées. Si les nerfs seuls sont lésés, les symptômes sont plus asymétriques ; la paralysie motrice est légère ou peut manquer, certains groupes musculaires sont seuls atteints. Les troubles de la sensibilité sont ordinairement très marqués, mais plus limités, moins liés aux troubles moteurs.

Dans beaucoup d'observations on voit que la sensibilité, au lieu de s'éteindre progressivement de bas en haut, comme dans la compression médullaire, disparaît au contraire de haut en bas. Il n'est pas rare de rencontrer aussi une zone d'hyperesthésie à la limite supérieure de l'anesthésie.

Les phénomènes douloureux ordinairement très intenses, survivent à la paraplégie motrice et sensitive et l'on observe très souvent le phénomène de l'anesthésie douloureuse dont la valeur diagnostique est considérable d'après certains auteurs. Il démontrerait que la lésion siège en dehors de la moelle. Les réflexes superficiels et profonds sont souvent conservés, mais l'atrophie musculaire se montre assez fréquemment et avec des caractères différents de ceux de l'atrophie d'origine centrale. Enfin plus la compression siège bas, sur la queue de cheval, plus les nerfs sont rares et les symptômes circonscrits. On pourra ainsi en comparant après une étude approfondie la topographie des symptômes, la distribution et le niveau d'émergence des nerfs, arriver par exclusion à une notion assez exacte du siège de la compression. Westphal rapporte un cas où avec la paralysie de la vessie et du rectum et une eschare sacrée on observait simplement une zone d'anesthésie rappelant exactement la distribution du nerf honteux interne. A l'autopsie on trouva une gomme des méninges comprimant dans la région sacrée les racines du nerf honteux.

Une tumeur siégeant vers l'extrémité inférieure de la moelle pourrait en même temps irriter et comprimer certaines racines dont le trajet dans cette région est très oblique ; il faudra faire la part ici des phénomènes pseudo-névralgiques, trophiques, etc., dus à l'irritation des racines. Une longue durée est encore en faveur de la compression de la queue de cheval.

Nous donnons encore ici différents tableaux destinés à faciliter le diagnostic.

TABLEAU DE GOWERS. (*Comparaison des résultats fournis par les expériences chez les animaux avec les observations cliniques*).

RACINE	MUSCLE	SENSIBILITÉ	RÉFLEXE
1re lombaire	....	Aine et scrotum	
2e lombaire et 3e lombaire	Crémaster .... Fléchisseurs de la hanche		Réflexe du crémaster. Réflexe rotulien.
3e lombaire et 4e lombaire	Extenseurs du genou .. Adducteurs de la hanche	Cuisse { côté externe. partie antérieure..... côté interne.	
4e lombaire..	Extenseurs et abducteurs de la hanche		
5e lombaire..	....	....	Réflexe glutéal.
1re sacrée ...	Fléchisseurs du genou	Partie interne de la jambe............ Partie inférieure des fesses	Clonus du pied.
1re sacrée et 2e sacrée...	Muscles intrinsèques du pied.	Partie postérieure de la cuisse......... Jambe et pied excepté la partie interne ..	Réflexe plantaire.
2e sacrée .... 3e sacrée .... 4e sacrée.....	Muscles du périnée et de l'anus	Périnée et anus....	
5e sacrée .... Coccygienne .	....	Peau du coccyx à l'anus............	

(Colonne MUSCLE, accolade verticale : Long péronier. Fléchisseurs et extenseurs du cou-de-pied.)

Résultats obtenus par FERRIER et YEO par *l'excitation expérimentale, comme pour le plexus cervical.*

IIIᵉ PAIRE LOMBAIRE. — Psoas iliaque, couturier, adducteurs, extenseur de la cuisse.

IVᵉ PAIRE LOMBAIRE. — Extenseurs de la cuisse, extensor cruris, long péronier, adducteurs.

Vᵉ PAIRE LOMBAIRE. — Fléchisseurs et extenseurs des orteils, muscle tibial, triceps sural, péroniers, rotateurs en dehors de la cuisse, fléchisseurs du genou.

Iʳᵉ PAIRE SACRÉE. — Fléchisseurs plantaires, fléchisseurs du genou, long fléchisseur du gros orteil, muscles intrinsèques du pied.

IIᵉ PAIRE SACRÉE. — Muscles intrinsèques du pied.

Ces résultats sont passibles des mêmes objections que celles que nous avons formulées précédemment. Ces conclusions néanmoins s'accordent assez bien avec celles fournies par la clinique (*Thornburn*).

Thornburn donne enfin un tableau fondé sur les données fournies par la clinique, mais il fait remarquer avec raison que les difficultés sont plus grandes ici que pour la région dorsale. Tous les nerfs du plexus lombo-sacré sortent de la moelle dans l'étendue verticale occupée par la 12ᵉ dorsale et la première lombaire, il est très difficile de trouver des lésions limitées. Enfin, les racines nerveuses de la partie inférieure de la moelle ont un trajet intra-spinal si étendu qu'elles sont probablement impliquées dans les lésions qui attaquent les racines voisines.

TABLEAU DE THORNBURN (p. 111).

RACINE	ACTION MUSCULAIRE	DISTRIBUTION SENSITIVE
1re lombaire	Nulle.	Région ilio-hypogastrique et ilio-inguinale.
2e lombaire.	Nulle.	Partie supérieure et externe ? de la cuisse.
3e lombaire.	Couturier. Adducteur de la cuisse, fléchisseurs de la cuisse.	Partie antérieure de la cuisse.
4e lombaire.	Extenseurs du genou, abducteurs de la cuisse.	Partie antérieure et interne de la jambe,
5e lombaire.	Muscles du jarret.	Partie postérieure de la cuisse, excepté la partie dévolue à la 1re, 2e, 3e racine dorsale.
1re sacrée.	Muscles du mollet. Glutée. Péroniers.	Une étroite languette de la partie postérieure de la cuisse ; la partie postérieure de la jambe ; la
2e sacrée.	Muscles antérieurs de la jambe. Muscles intrinsèques du pied.	plante du pied ; une partie de la face dorsale du pied.
3e sacrée.	Muscles du périnée.	Périnée, organes génitaux externes, aire en forme de selle à la partie postérieure de la cuisse.
4e sacrée.	Vessie et rectum.	

(dans la colonne « action musculaire », accolade reliant les lignes 1re à 3e sacrée : « nerfs érecteurs »)

SYMPTOMES LOCAUX

Un certain nombre de signes que l'on retrouve par l'exploration de la colonne vertébrale peuvent fournir des renseignements précieux pour la localisation de la lésion médullaire.

La déviation latérale du rachis, scoliose, surtout dans la région dorsale, se rencontre assez souvent en dehors de toute lésion osseuse ; elle paraît due à la contracture des masses sacro-lombaires. Sa concavité est située du côté de la tumeur. Avec cette déviation latérale on observe au niveau du tronc, de la raideur des mouvements devenus pénibles et quelquefois même douloureux. Cet état de rigidité peut se

modifier à un moment donné, comme la
paraplégie spasmodique. Les déformations
du rachis, en dehors de la scoliose ne
s'observent guère dans les tumeurs méningées, il est rare d'observer une saillie
anormale des apophyses épineuses. Le
symptôme de beaucoup le plus important
ici est la douleur, douleur spontanée au
niveau d'une ou de plusieurs vertèbres,
exaspérée par la pression verticale sur la
tête, la flexion, la torsion, et les divers
mouvements du rachis. Mais c'est surtout
l'exploration directe, la pression, la percussion sur la ligne des apophyses épineuses qui révèlera souvent une sensation
douloureuse, plus ou moins marquée.
D'après Horsley, cette douleur alors même
qu'elle est légère, n'en constitue pas moins
un signe important pour la localisation,
surtout si elle est accompagnée de sensation de faiblesse perçue par le malade,
et si elle augmente par la fatigue. Cette
douleur est souvent en rapport par son
étendue avec le volume de la tumeur, et
dans certains cas de sarcome diffus de la
pie-mère il n'est point rare de l'observer
sur presque toute la longueur du rachis.
Enfin elle persiste pendant toute la durée
de l'affection alors que souvent les autres
manifestations douloureuses disparaissent.

Il faut ici se rappeler que les apophyses
épineuses qui servent de point de repère
pour la recherche de ces points douloureux ne sont pas sur le même niveau que
leurs vertèbres respectives et que d'autre
part l'origine des paires nerveuses (à l'exception des plus hautes), ne correspond

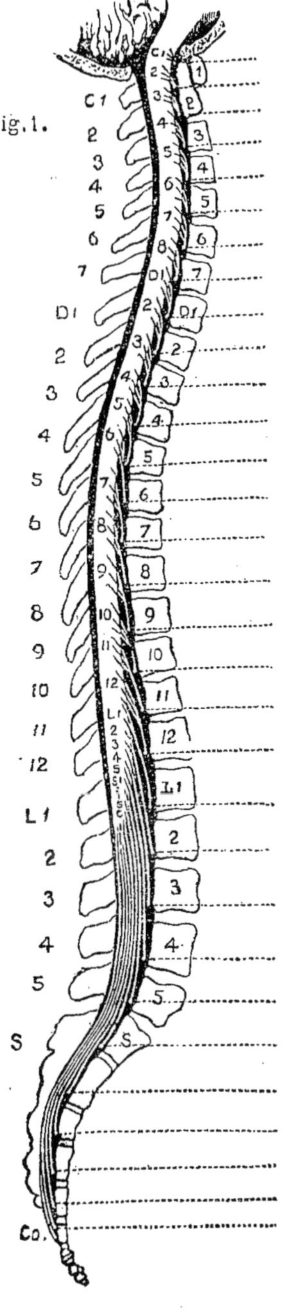

pas non plus à la vertèbre au-dessus de laquelle elles sortent et qui leur donne son nom. On se rendra facilement compte de ces divers rapports, en examinant le schéma ci-contre emprunté à Gowers (1).

Le relevé de nos observations nous donne les résultats suivants :

Déviation de la colonne..............................	3
Douleur spontanée.............................	9
Douleur à la pression............................	6
Douleur, gêne pendant les mouvements seulement..	3
Saillie nette des apophyses........................	1
Sensation de faiblesse en un point................	1
Saillie de la tumeur à l'extérieur du rachis........	3

La proportion n'est pas très élevée, mais beaucoup d'observations sont très incomplètes et l'exploration du rachis y est négligée ou imparfaite.

LOCALISATION DES SYMPTOMES. — NIVEAU DE LA COMPRESSION

NIVEAU DE LA LÉSION	NIVEAU des troubles localisés au Rachis	NÉVRALGIE	ANESTHÉSIE
6e et 7e paires dorsales.	....	....	Anesthésie complète jusqu'à la 6e côte.
5e nerf dorsal englobé.	....	Douleur sur le trajet du 5e nerf dorsal. Douleur en ceinture au même niveau.	....
7e et 8e p. dorsales	....	....	Anesthésie à gauche jusqu'à la crête iliaque.
10e et 11e p. dorsales.	Sensibilité sur la 1re et la 2e vert. lombaire ; colonne incurvée à droite de la 8e dorsale à la 1re lombaire.	....	Anesthésie un peu au-dessus de l'ombilic.

(1) *Du diagnostic des maladies de la moelle épinière.* Traduit de l'anglais par Jennings, 1882.

NIVEAU DE LA LÉSION	NIVEAU des troubles localisés au Rachis	NÉVRALGIE	ANESTHÉSIE
7e à 10e p. dorsale.	Douleur à la pression depuis la 10e dorsale à la 2e lombaire.	. . . .	Anesthésie jusqu'à l'ombilic; sensation de constriction au niveau de l'ombilic.
Entre 4e et 7e p. cervicales.	Douleur fixe dans le cou au niveau des 6e et 7e vertèbres cerv.; dans mouvements surtout.	. . . .	. . . .
Renflement lombaire.	Scoliose à droite de la 7e à la 12e dorsale. Douleur à la pression au niveau de la 1re et de la 2e lombaire.	. . . .	. . . .
4e et 3e p. dorsales.	Un peu de rénitence à la pression du côté gauche de la 6e vert. dorsale.	. . . .	. . . .
Entre 4e et 5e p. cervicales.	Douleur au niveau de la 4e vert. cervicale.	Douleur irradiée partant du niveau de 4e vert. cervicale.	. . . .
Entre 4e et 5e p. cervicales.	. . . .	. . . .	Sensibilité éteinte jusqu'à la 3e côte. Émoussée jusqu'à la clavicule.
10e, 11e, 12e p. dorsales.	Douleur au niveau des dernières vertèbres dorsales.	. . . .	Remonte en avant jusqu'à l'ombilic, en arrière, 11e vert. dorsale.

MARCHE. DURÉE. TERMINAISON

Les symptômes douloureux du début peuvent durer des mois et des années et leur interprétation est souvent des plus difficiles. Ils peuvent simuler les diverses névralgies, le rhumatisme, l'hystérie même. Mais le plus souvent la compression médullaire survient plus ou moins vite avec tout son cortège symptomatique. Le début peut quelquefois être brusque ou rapide et la compression arrive à son summum dans l'espace de quelques jours ou de quelques semaines. D'une façon générale le début plus ou moins lent et la marche graduellement croissante des symptômes est en relation avec le développement graduel de la tumeur. Mais celui-ci est des plus capricieux, et si dans la majorité du cas il est lent, progressif, il est aussi sujet parfois à des poussées brusques qui retentissent sur l'évolution de la maladie et peuvent en modifier complètement le caractère. Certaines tumeurs ont une marche rapide qui tient surtout à leur constitution anatomique, tels les sarcomes encéphaloïdes diffus de la pie-mère par exemple. Il n'y a rien dans ce fait qui puisse nous surprendre. Mais en dehors de la nature deux facteurs paraissent surtout entrer en jeu, comme nous l'avons déjà indiqué. Ce sont : la congestion et les hémorrhagies interstitielles. Certains états congestifs portant plus spécialement sur le canal rachidien et les organes qu'il renferme, peuvent augmenter momentanément le volume du néoplasme, en même temps qu'ils produisent par la réplétion des plexus veineux une légère diminution du calibre du canal. Nous pouvons nous expliquer ainsi l'aggravation des symptômes pendant les règles dans certains cas de tumeurs du canal sacré. La friabilité bien connue des vaisseaux dans la plupart des néoplasmes les expose à une rupture sous la moindre influence ; il peut se produire alors au sein du tissu une hémorrhagie interstitielle plus ou moins abondante, amenant une augmentation de volume variable, mais brusque. C'est là du reste comme nous l'avons vu une des causes probables de la production des kystes au sein de ces tumeurs.

Il est assez facile de prévoir l'influence de ces divers accidents sur l'apparition ou l'évolution des symptômes, début brusque, aggravation soudaine, alternatives d'aggravation et d'amélioration. On peut aussi comprendre jusqu'à un certain point comment des causes en apparence banales telles qu'une frayeur, une chute, un traumatisme quelconque ont pu provoquer l'éclosion brusque ou l'exagération d'accidents venant révéler l'existence d'un néoplasme resté jusqu'alors inoffensif pour la moelle, grâce à son faible volume ou à son développement lent et régulier. On peut observer une symptomatologie des plus irrégulières et après des poussées rapides, des rémissions parfois assez marquées pour simuler presque une guérison (*cas de Gérin-Rose*).

En dehors des modifications qui peuvent tenir aux variations du volume de la tumeur, certaines oscillations dans la marche paraissent dues à la myélite dont l'évolution est souvent aussi irrégulière et susceptible d'aggravation et d'amélioration. On peut voir se développer dans la moelle au point comprimé de petites hémorrhagies (*cas de Francotte*) qui peuvent amener des recrudescences aussi rapides que graves.

La paralysie survenue brusquement est susceptible d'amélioration et l'on peut voir après une période aiguë les symptômes diminuer d'intensité et prendre peu à peu une marche chronique.

Un point important à noter, est la marche transversale de la lésion et des symptômes. La paralysie s'étend toujours d'un côté du corps au côté opposé, mais ne gagne pas en hauteur. L'existence rare des symptômes récurrents ne saurait infirmer cette règle générale. Le début latéral et la prédominance des phénomènes douloureux et paralytiques d'un côté est très fréquente à une période peu avancée; plus tard la lésion s'étend et les symptômes se diffusent.

Quelle que soit la durée de la maladie et l'évolution des différents symptômes, leur succession reste la même et constitue la base principale du diagnostic. On aura donc une première période douloureuse précédant la paralysie motrice; une seconde période caractérisée par la paralysie motrice avec exagération des réflexes (paraplégie spasmodique) pendant laquelle peuvent persister le plus souvent les symptômes douloureux du début. Dans la dernière période enfin les douleurs disparaissent souvent, les réflexes peuvent se supprimer, et la paralysie devenir flasque; les troubles de la sensibilité se montrent, s'accentuent, ou se complètent; les troubles vésico-rectaux existant souvent déjà s'exagèrent, les troubles trophiques, les eschares surtout apparaissent ou s'aggravent, et le malade ne tarde pas à succomber.

La durée de l'affection est des plus variables, elle peut osciller entre quelques mois et six ou sept ans et plus. Elle dépend de la nature du néoplasme, de son point d'implantation, de la région où siège la compression, des complications qui peuvent survenir. Les sarcomes diffus, d'origine pie-mérienne, ont surtout une évolution rapide, qui n'est en rien comparable à celle des tumeurs circonscrites encapsulées. La compression varie aussi de gravité avec la région de la moelle atteinte ; on peut dire d'une façon générale que plus son son siège est élevé, plus les phénomènes sont graves et leur évolution rapide. Les tumeurs de la queue de cheval comportent ainsi le pronostic le plus bénin. Enfin l'apparition des troubles trophiques, les eschares à suppuration abondante, pouvant se propager dans le canal médullaire, ou entraîner la pyohémie, la cystite et la pyéloné-phrite surtout aggravent singulièrement le pronostic. Les malades qui ne succombent pas à ces complications sont emportés ordinaire-ment par la cachexie croissante, ou divers accidents pulmonaires (tuberculose, broncho-pneumonie) dont l'éclosion est souvent faci-litée par la paralysie des muscles respiratoires. Le pronostic est donc fatal ; l'affection peut avoir des périodes d'accalmie plus ou moins longues, mais sa nature même ne permet pas d'espérer la guérison. La néoplasie quoique bénigne emprunte ici une gravité toute spéciale à sa situation au voisinage de la moelle.

Durée.

Sarcome angiolithique : moyenne 5 ans 8 mois.
Sarcome névroglique : 4 ans.
Sarcome fasciculé } circonscrit : 3 ans et 9 mois.
Sarcome encéphaloïde }
Sarcome encéphaloïde diffus : 3 mois 19 jours.
Fibrome } 1 an et 11 mois.
Fibro-sarcome }
Myxome } 3 ans et 6 mois.
Fibro-myxome }
Syphilis : 18 mois 1/2.
Lipome : 3 ans 1/2.
Kyste hydatique : 2 ans et 2 mois 1/2.
Adéno-sarcome : 8 mois.

O.

Mode de terminaison (signalé dans 63 cas),

Eschare, cystite, pyélo-néphrite	29
Paralysie ascendante, troubles respiratoires, phénomènes bulbaires	4
Pneumonie . . . . , ...	7
Choléra . . . . , . . .	1
Troubles vésico-rectaux . . , ...	3
Tuberculose associée à troubles divers	5
Coma, phénomènes cérébraux	5
Convulsions	1
Cachexie . . , ...	2
Hémorrhagie cérébrale	3
Méningite cérébro-spinale purulente	1
Tabes dorsal . . , ... , ...	1
Scarlatine	1

Modes de Début.

Sur 60 cas. — Début par phénomènes douloureux, 37 fois. — Début par phénomènes moteurs seuls ou avec douleurs légères, 8. — Troubles de la sensibilité, 2. — Phénomènes cerébraux, 2. — Convulsions, 4. Douleur et paralysie simultanées, 4. — Douleurs articulaires, 2. — Anesthésie et paralysie, 1.

Voici les chiffres du mémoire de Horsley pour le début :

Sur 33 cas. — 21 fois par douleur. — 4, douleur avec paralysie motrice. — 6, paralysie motrice.

Dans la marche, 4 fois la paralysie censorielle a précédé la paralysie motrice.

ÉTIOLOGIE

C'est là un point encore très obscur. Deux causes sont signalées avec une certaine fréquence : le traumatisme et le froid ; mais leur action nous paraît bien secondaire dans la majorité des cas. Dans certains faits pourtant, le traumatisme paraît avoir joué un certain rôle au moins comme cause occasionnelle.

L'âge a une certaine importance. Le sexe est aussi à noter pour le diagnostic de certaines variétés de tumeurs.

Causes. (signalées 41 fois sur 96 cas).

Traumatisme	9
Froid	9
Frayeur	4
Émotions morales diverses	5
Effort	1
Accouchement	4
Hérédité néoplasique (gliome cérébral)	1
Hérédité nerveuse	2
Onanisme	1
Maladies aiguës	2
Fièvre palustre	2
Rhumatisme articulaire aigu	1

Age. — Sexe.

Sarcome angiolithique, H. 2, F. 8 ; âge moyen 53 ans.
Sarcome névroglique, H. 2 ; 40 ans 1/2.
Sarcome fasciculé
Sarcome encéphaloïde } circonscrit, H. 9, F. 14 ; 38 ans 7 mois.
Sarcome diffus, H. 7, F. 3 ; 15 ans 2 mois.
Fibrome
Fibro-sarcome } H. 3, F. 5 ; 30 ans 3 mois.
Myxome
Fibro-myxome } H. 6, F. 2 ; 40 ans 3 mois.
Lymphangiome, une F., 46 ans.
Adéno-sarcome, un H., 38 ans.
Syphilis, H. 3, F. 2 ; 51 ans.
Lipomes, nouveau-né ; 3 ans 5 mois.
Kystes hydatiques, H. 1, F. 2 ; 57 ans 8 mois.

DIAGNOSTIC

Aucun des symptômes que nous avons étudiés n'est pathognomonique et n'a, pris individuellement, de valeur diagnostiqueabsolue. C'est surtout par les caractères, l'ordre d'apparition, l'association de ces différents signes que l'on devra chercher à établir le diagnostic. Ce sont surtout les douleurs pseudo-névralgiques du début, les douleurs localisées du rachis accompagnées ou non de déviation, la paraplégie motrice avec exagération des réflexes et intégrité plus ou moins marquée de la sensibilité qui fourniront les données les plus importantes. Il faudra se rappeler aussi que la marche de l'affection peut être souvent irrégulière, et savoir retrouver au milieu d'une symptomatologie parfois des plus obscures au premier abord, les caractères et l'enchaînement des phénomènes fondamentaux. Dans la majorité des cas on pourra arriver ainsi à poser le diagnostic de compression médullaire et le diagnostic de la cause se fera ensuite par exclusion comme nous allons le voir. Il ne faut point se le dissimuler pourtant, ici comme dans beaucoup d'autres affections médullaires, le diagnostic restera souvent à l'état de simple probabilité et la nature de l'affection pourra même être totalement méconnue. Mais ces faits fréquents dans les observations anciennes, deviennent plus rares dans les cas récents et leur nombre devra diminuer encore à mesure que s'étendront nos connaissances et nos moyens d'investigation en pathologie nerveuse.

Le diagnostic différentiel est très complexe. « Les tumeurs des méninges, dit Leyden, peuvent être confondues avec presque toutes les maladies des vertèbres, des méninges et de la moelle et ce n'est que par une observation très exacte, par une étude complète des symptômes et de la marche qu'on peut donner quelque certitude au diagnostic différentiel. »

Rappelons simplement que les tumeurs des méninges ont pu simuler, au début du moins, le *rhumatisme*, la *tuberculose*. L'*hystérie*, cette grande simulatrice de toutes les affections médullaires, peut aussi donner le change ; c'est là un fait que notre collègue et ami le Dr Souques a bien mis en évidence dans sa thèse inaugurale. On comprend l'importance de ce diagnostic lorsqu'il s'agit surtout d'interventions chirurgicales. L'étude minutieuse de la succession des divers symptômes, de leur évolution, de leur mode de début, l'examen des troubles de la sensibilité, de sa distribution surtout, la recherche des divers stigmates de la névrose mettront à l'abri de méprises qui pourraient avoir les conséquences les plus fâcheuses.

La compression des nerfs ou de leurs racines suivie de phénomènes douloureux ou paralytiques peut faire songer à une névralgie simple, à une paralysie, mais les symptômes médullaires concomitants rendront toute erreur impossible. Pour les compressions de la queue de cheval, l'étude attentive des caractères de la douleur, l'absence d'autres symptômes, l'évolution de la maladie feront d'ordinaire facilement reconnaître la simple névralgie sacrée ou sciatique. La cause de la névralgie ou de la névrite des diverses branches du plexus lombaires ou sacrées devra aussi être recherchée avec méthode et ce n'est que lorsqu'on aura successivement éliminé les diverses affections extra-rachidiennes et rachidiennes qui peuvent lui donner naissance que l'on pourra songer à une compresssion d'origine méningée.

Parmi les affections des méninges, la *pachyméningite externe* surtout peut produire la compression lente de la moelle ; mais dans la plupart des cas le diagnostic consistera simplement dans la reconnaissance d'un mal de Pott, cause ordinaire de cette maladie.

La *pachyméningite interne hémorrhagique* est rare ; elle peut provoquer des douleurs le long de la colonne vertébrale, de la raideur et une légère parésie motrice et sensitive. Mais cette affection se rencontre surtout chez les alcooliques et les paralytiques généraux et coexiste souvent avec des lésions semblables du côté de la dure-mère cérébrale.

Les *hémorrhagies*, les apoplexies méningées, consécutives souvent à la pachyméningite interne se reconnaîtront surtout à leur début brusque, aux douleurs violentes dues à l'irritation méningée, à leur marche et à leur étiologie.

La *pachyméningite cervicale hypertrophique* se caractérise elle aussi dans sa première période par de vives douleurs, mais leur siège habituel est le cou, les épaules, les membres supérieurs ; elles sont bientôt suivies de spasmes, de raideur du cou, de contracture ; dans une seconde période apparaissent l'anesthésie, la paralysie avec atrophie musculaire locslisée aux membres supérieurs et à la partie supérieure du tronc en général ; les contractions et les déformations complètent le tableau.

Parmi les myélites systématiques, il est à peine besoin de citer la *sclérose latérale* amyotrophique. Il est difficile, à moins de circonstances tout à fait particulières, de la confondre avec l'affection qui nous occupe. Nous avons pourtant noté cette confusion dans un cas.

La symptomatologie de l'*ataxie locomotrice* diffère profondément de celle des compressions médullaires, bien que l'on ait noté la démarche ataxique dans quelques rares cas de compression postérieure. Dans un cas de Gowers (myolipome) que nous avons déjà cité, le tabes paraît avoir été secondaire. Certains cas de compression de la queue de cheval pourraient plus facilement prêter à confusion. On peut observer ici, comme au début de l'ataxie, des douleurs, des troubles vésico-rectaux et un léger degré d'incoordination motrice coïncidant avec l'abolition ou la diminution des réflexes ; mais tous les autres caractères de l'ataxie locomotrice font défaut. La confusion s'expliquerait mieux avec le nervo-tabes ou pseudo-tabes d'origine périphérique ; ici, il est vrai, la névrite est plus généralisée, les douleurs et l'anesthésie moins marquées, l'atrophie porte surtout sur les extenseurs.

Certaines affections non systématiques mais localisées de la moelle méritent un examen plus sérieux, telles sont la *myélite chronique en foyer*, la *myélite transverse*, l'*hématomyélie*. Dans la myélite, les symptômes de paralysie dominent, la sensibilité est profondément et rapidement atteinte, il n'existe pas au début de période douloureuse : les douleurs en ceinture, irradiées, les sensations douloureuses diverses qui peuvent exister, dépendent de l'inflammation médullaire et ne se montrent qu'avec les troubles paralytiques. On retrouve presque toujours dans l'histoire de l'affection une phase aiguë survenue dans le décours d'une maladie générale infectieuse, ou imputable parfois à la syphilis. Dans beaucoup de cas du reste la myélite transverse et la myélite annulaire, sont consécutives à la compression ou à la méningite ; mais alors le mode de début, la marche et l'existence des symptômes extra-médullaires permettront toujours de rechercher et souvent de reconnaître la cause.

Dans l'*hématomyélie*, le début est brusque comme dans l'hémorrhagie méningée, et les symptômes prédominants sont surtout la paralysie motrice et sensitive. Les phénomènes douloureux n'apparaissent ordinairement qu'avec une hémorrhagie considérable amenant la compression des racines, ce qui est tout à fait exceptionnel. Le diagnostic peut devenir plus difficile lorsque cet accident survient dans une myélite par compression et le fait n'est point rare surtout dans le mal de Pott. Dans tous ces cas, ce sera surtout l'aggravation brusque des symptômes, se produisant sans cause appréciable, qui pourra donner l'éveil.

Les *tumeurs de la moelle* sont très difficiles à différencier cliniquement des tumeurs des méninges, elles ont le plus souvent dans leur développement, leur évolution et leurs symptômes la plus grande analogie avec ces dernières.

Il est une classe de tumeurs envahissant la moelle, se substituant à sa substance et dont le point de départ est dans la pie-mère ; ces tumeurs ont la même constitution anatomique que celles des méninges et leur symptomatologie est analogue.

Les tumeurs que nous devons surtout tâcher de différencier sont celles dont le point de départ est la substance même de la moelle, dont la nature par suite est toute spéciale (*gliome, glio-sarcome, glio-myxome*). Tous les symptômes que nous avons notés pour les tumeurs des méninges peuvent se retrouver ici ; mais leur ordre d'apparition, leurs caractères varient. On retrouve rarement le stade douloureux du début avec une intensité notable ; il est du reste exclusivement fourni par les symptômes irritatifs propres à la moelle. Enfin les phénomènes douloureux peuvent manquer ou n'apparaître qu'après la paralysie. Les troubles de la sensibilité et les troubles trophiques peuvent être au contraire très marqués et permettre quelquefois à eux seuls d'établir le diagnostic. On connaît en effet la relation étroite qui existe entre le gliome et la syringomyélie et les troubles sensoriels qui caractérisent surtout cette dernière affection (*dissociation syringomyélique, conservation de la sensibilité tactile seule*). Comme beaucoup de ces néoplasies peuvent provoquer à un moment donné des dilatations kystiques du canal épendymaire, la recherche du syndrome syringomyélique ne devra jamais être négligée.

L'état des réflexes est variable, l'exagération est souvent notée, mais il est rare qu'elle persiste pendant une longue période de l'affection. Un point à signaler surtout, c'est l'étendue que prend souvent la myélite de voisinage ; aussi n'est-il point rare de voir les phénomènes de compression remplacés après une courte durée par les symptômes de la myélite centrale. D'autre part la propagation ascendante, plus rare que la marche inverse, s'observe quelquefois, grâce encore à l'extension que prennent les lésions médullaires.

D'après de Renz « le début par des troubles de la miction, de la défécation et des fonctions génitales dans une affection de la moelle peut servir d'argument en faveur du diagnostic de tumeur intra-médullaire ». Suivant lui les fibres ana-uro-génitales passent au centre de la moelle pour se rendre au cerveau (Bruhl).

Le *tubercule solitaire de la moelle* lorsqu'il est volumineux se comporte comme une tumeur, et peut donner naissance à des symptômes irritatifs (*douleurs, fourmillements*) et paralytiques. D'autres fois il est de petit volume et ce sont surtout les symptômes de ramollissement médullaire qui dominent. Il peut du reste exister une période absolument latente et d'une assez longue durée. Même dans les cas où le diagnostic de tumeur est possible, le diagnostic de la nature est plein de difficulté, à moins qu'une méningite cérébro-spinale, une tuberculose pulmonaire, ne vienne donner de sérieux points de repère. Encore faudrait-il dans ce cas faire des réserves, car la tuberculose est loin d'être rare à une période avancée de la myélite par compression. Il faut se rappeler enfin que l'âge n'a pas grande valeur pour le diagnostic du tubercule. Le seul point spécial de son histoire est sa situation fréquente à la région lombaire et dans la substance grise de la moelle ; de là, les signes souvent assez marqués d'irritation médullaire et l'abolition précoce des phénomènes réflexes.

Le diagnostic dans tous ces cas est difficile et réclame toute notre attention ; aussi ne saurions-nous trop méditer ce passage si plein d'actualité, de Leyden (*Traité clinique des maladies de la moelle épinière*, 1879, p. 349) : « Dans la plupart des cas on se déclarera satisfait lorsqu'on aura pu affirmer l'existence d'une tumeur à l'intérieur du canal rachidien. Mais remarquons bien qu'il ne s'agit pas dans cette investigation d'un exercice puéril de diagnostic, mais qu'il est du devoir de la science de chercher à poser un diagnostic différentiel certain. Si l'idée d'une trépanation pour extirpation d'une tumeur rachidienne peut se présenter à l'esprit, elle ne peut se rapporter qu'à une tumeur des méninges ou à une tumeur périphérique de la moelle ; le diagnostic différentiel sera alors d'une importance pratique capitale. »

' La *compression d'origine extra-médullaire*, si nous supposons ce diagnostic établi, peut reconnaître diverses causes que nous allons passer en revue pour les éliminer successivement.

Citons simplement les *fractures*, les *luxations* des vertèbres, le *mal de Pott avec gibbosité*, *l'anévrysme de l'aorte*.

Le *sarcome* des vertèbres avec saillie extérieure sans trouble médullaire peut, au début du moins, se différencier assez facilement du sarcome des méninges propagé en dehors du canal ; ici, la tumeur est secondaire, les troubles médullaires ont ouvert la marche.

Le cancer vertébral est presque toujours secondaire à un cancer d'un autre organe (sein, *Charcot*) et s'accompagne souvent d'une tuméfaction, d'un élargissement notable des vertèbres envahies. D'autre part la paraplégie douloureuse, signalée déjà par Cruveilhier, considérée par Charcot comme presque pathognomonique (*paraplégie douloureuse des cancéreux*) suffira souvent à caractériser l'affection, surtout s'il vient s'y joindre un état cachectique spécial.

Il suffit de signaler le *spina-bifida* et de rappeler qu'il a pu prêter à confusion dans un cas (Ath. Johnson, *lipome des méninges*).

Les *exostoses syphilitiques*, rares du reste à l'intérieur du canal, ne pourront être soupçonnées que si l'on retrouve des traces anciennes de syphilis ou des accidents encore en voie d'évolution. Le traitement spécifique en cas de doute devra toujours juger en dernier ressort.

Les *kystes hydatiques*, qu'ils soient développés primitivement dans le canal rachidien, ou qu'ils y pénètrent secondairement, peuvent produire au même titre que les kystes intra-méningés la compression de la moelle. L'examen attentif du malade pourra faire reconnaître l'existence d'un kyste en un autre point du corps ; d'autre part la constatation d'une tumeur liquide plus ou moins volumineuse du côté du rachis, son développement lent, sans mauvais état général, l'éclosion quelquefois brusque des accidents sans cause appréciable devront faire songer à une tumeur parasitaire.

On peut rencontrer dans le tissu cellulo-graisseux périméningé diverses tumeurs telles que *lipome, sarcome, lymphangiome* (cas de Rehn), etc., leur nombre du reste est assez restreint. Ici le diagnostic sera des plus difficiles et le plus souvent impossible. Mais autant l'importance du diagnostic est considérable au point de vue chirurgical, du moins pour les tumeurs intra-médullaires, autant elle est minime dans le cas présent. On pourra pourtant retirer d'utiles indications de l'intensité des phénomènes d'irritation et de compression nerveuse et méningée du début, de la longue durée de cette période, de l'apparition lente de la paralysie qui reste souvent asymétrique, de la conservation de la sensibilité intacte ou peu compromise. Toutes ces particularités se déduisent facilement de la situation de ces tumeurs plus libres dans le canal et non bridées par la dure-mère comme les tumeurs intra-méningées.

Une fois le diagnostic de tumeur méningée établi, peut-on en reconnaître ou du moins en soupçonner la nature ?

Si nous reprenons ici la classification générale que nous avons indiquée dans notre premier chapitre, il nous paraît bien difficile de soupçonner la nature anatomique des tumeurs du premier groupe (*tumeurs bénignes*).

Horsley cherche à tirer, pour ce diagnostic, une indication de l'âge du sujet; cette base nous paraît bien fragile si nous faisons une exception pour le lipome qui se développe toujours dans la première enfance.

On peut juger cette question en examinant le tableau que nous donnons à propos de l'étiologie.

Les *sarcomes diffus* dont la gravité est uniquement due à l'invasion rapide de l'espace sous-arachnoïdien surtout présentent quelques symptômes qui pourront éveiller l'attention. Ils se développent chez des sujets jeunes, suivent une marche rapide, s'accompagnent ordinairement de phénomènes d'irritation méningés intenses, de douleurs occupant une grande partie ou la totalité du rachis. On peut observer en plus des phénomènes généraux, fièvre, convulsions, etc., des phénomènes cérébraux en rapport avec l'existence de productions similaires intra-crâniennes. En retour, les phénomènes de compression sont peu marqués ou manquent complètement; il n'existe aucune localisation précise.

Les gros sarcomes venant faire secondairement saillie en dehors du canal, à travers les trous de conjugaison, entre les lames, et détruisant plus ou moins parfois l'arc postérieur des vertèbres, devront surtout être différenciés, comme nous l'avons vu, des tumeurs de même ordre nées primitivement dans les os ou le périoste.

Les tumeurs syphilitiques volumineuses développées sur les méninges sont des plus rares, si nous en jugeons du moins par les cas publiés suivis d'autopsie. Il faudra pourtant y songer et instituer un traitement en conséquence toutes les fois que l'on se trouvera en présence d'un sujet syphilitique.

Le diagnostic de la région médullaire lésée se fera d'après les données que nous avons exposées dans un des paragraphes précédents.

La lésion hémilatérale de la moelle se reconnaîtra à l'existence du syndrome de Brown-Séquard.

C'est la prédominance des symptômes d'un côté qui fera songer à l'implantation latérale du néoplasme.

Il nous paraît au contraire bien difficile, comme nous l'avons déjà dit, de savoir d'avance si la tumeur siège à la partie antérieure ou postérieure. Les tumeurs situées en avant ou en arrière produisent souvent les mêmes symptômes, ou des symptômes totalement différents de ceux que la physiologie des cordons blancs semblerait faire pressentir au premier abord. « On peut par l'expérimentation, dit Masse, suspendre les mouvements dans les membres inférieurs par une pression qui porte en arrière de la moelle, sur les cordons postérieurs. Cette compression a les mêmes effets sur les cordons antérieurs que celle qui porte directement sur ceux-ci par une pression d'avant en arrière. On peut reproduire expérimentalement des phénomènes analogues à ceux que l'on observe sur les malades.

Sur plusieurs chiens j'ai mis la moelle à nu dans la région cervicale inférieure ; j'ai pu pincer la dure-mère et constater qu'elle est douée d'une très grande sensibilité..... Il m'a été facile ensuite, par une compression légère, d'amener la paralysie des pattes antérieures. Une pression plus forte amenait la paralysie des pattes postérieures. A ce moment, bien que la motilité volontaire fût paralysée, il était néanmoins facile de provoquer des contractions réflexes par le pincement.

Une compression plus violente suspendait momentanément la respiration et la circulation.

Vulpian expérimentant sur le cobaye et la grenouille avait du reste constaté les mêmes phénomènes et il insiste sur ce point dans ses leçons sur la compression lente de la moelle.

L'observation II est le seul cas net où nous puissions noter l'absence à peu près complète de phénomènes douloureux avec une compression antérieure. Les tumeurs postérieures s'accompagnent quelquefois de certains troubles qui pourront avoir quelque importance pour le diagnostic, tels sont, le retard de la perception, la localisation défectueuse des sensations, l'ataxie du mouvement.

Sur 35 cas où la compression était plus ou moins latérale nous trouvons :

Symptômes débutant du côté de la tumeur...   23 fois.
Symptômes prédominant de ce côté........   8 —
Symptômes passant plus tard du côté opposé. 17 —
Syndrome Brown-Séquard.................   3 —

Observations cliniques.

Obs. I. — *Sarcome névroglique siégeant dans le canal rachidien au niveau de la région lombaire, développé aux dépens de la dure-mère.
Compression lente de la moelle. Deux périodes bien distinctes dans
l'évolution des symptômes, 1re PÉRIODE : paraplégie spasmodique avec
douleurs lombo-abdominales extrêmement violentes ; 2me PÉRIODE : paralysie flasque avec suppression à peu près complète des douleurs. Signes
de myélite aiguë. Mort. Autopsie.* — R..., J.-B., âgé de 43 ans, garçon de
magasin ; entré le 2 avril 1890 à l'hôpital Lariboisière, salle J. Boulcy,
n° 34, dans le service de M. le Dr Raymond.

Renseignements. — Le père et la mère du malade sont morts de pneu-
monie, le premier à 47 ans ; la seconde à 55 ans. Il a cinq frères, tous en
bonne santé. Deux sœurs sont mortes jeunes ; la cause de leur mort nous
est inconnue.

R..., a eu deux enfants : une fille, qui est morte du croup ; un fils, âgé de
9 ans, d'une bonne santé habituelle. Il a toujours été bien portant. Pas de
syphilis, pas d'alcoolisme ; aucune manifestation morbide, jusqu'au mois
de juin 1886.

A cette époque, R..., en portant une malle très lourde, fait un faux pas
et tombe en avant avec violence. Dans sa chute il se fait une légère blessure de la face et une contusion de l'abdomen contre le sol ; il ne peut se
relever qu'avec l'aide des personnes qui se trouvaient autour de lui. Après
quelques instants de stupeur le malade reprend complètement possession
de lui-même, et à la fin de la journée il ne ressent plus le moindre malaise.

Le lendemain et les jours suivants, il ressentit quelques douleurs, assez
vives, dans les reins et dans le ventre. Ces douleurs étaient intermittentes
et disparaissaient assez rapidement. Mais c'est surtout lorsqu'il marchait,
courait, faisait un effort un peu violent, que les douleurs se produisaient.

Trois mois après la chute, vers la fin de septembre 1887, les douleurs,
toujours aux mêmes points, devinrent plus violentes, plus tenaces, et leur
prédominance rendit bientôt le sommeil difficile. Malgré cela, R... continue
à travailler, quoique péniblement.

Vers le mois de décembre 1887, les douleurs semblent se localiser au
niveau de la région lombaire. Mais si elles sont moins étendues, en revan-
che, elles sont plus pénibles encore, et empêchent tout sommeil.

Au commencement de janvier 1888, les douleurs s'amendent, sans pour
cela cesser complètement ; R..., qui avait interrompu son travail pendant
quelque temps, le reprend.

En mars 1888, les douleurs qui n'avaient pas complètement cessé, rede-
viennent plus vives ; en même temps un phénomène nouveau survient : le
malade a de l'incontinence d'urine, et une constipation permanente. Il est
obligé de prendre souvent des purgatifs pour aller à la garde-robe ; parfois,
sous l'influence de ces derniers, il a des selles involontaires.

A la fin du mois de mai 1888, R... ressent quelques fourmillements dans les pieds, et éprouve une certaine faiblesse des membres inférieurs. Il traîne péniblement ses jambes; ses pieds, suivant son expression, semblent se coller au sol.

Ces phénomènes s'accentuant et les douleurs étant de nouveau très vives, il entre à Necker, dans le service de M. le professeur Dieulafoy. Il est traité par l'iodure de potassium ; on l'électrise journellement. Sous l'influence de ce traitement, il éprouve une grande amélioration, et au bout de deux mois, peut reprendre son travail,

A sa sortie de l'hôpital, il essaye de travailler un peu, mais au bout de trois mois, la marche redevient difficile, pénible même. Il est obligé de se servir d'une canne pour se soutenir (octobre 1888).

Au mois de février 1889, la faiblesse des membres inférieurs progressant, il lui faut deux cannes pour se soutenir.

En juin 1889, il lui est impossible de marcher et même de se tenir debout, par suite de la faiblesse croissante de ses membres inférieurs. Il se faisait, à cette époque, transporter jusqu'au magasin, et il travaillait, pendant la journée, assis dans un fauteuil. A noter que pendant ces diverses périodes, avec des alternatives, en plus ou en moins, les douleurs en ceinture ont persisté.

Vers le mois de novembre 1889, le malade abandonne définitivement son travail, et reste chez lui à se soigner. Le 15 novembre, apparaît une eschare fessière à droite ; et, à la fin de janvier 1890, une autre eschare au niveau de la partie externe de la région plantaire du pied droit.

En présence de ces complications, R... entre à l'hôpital Lariboisière, le 1er avril 1890.

État actuel, 2 avril 1890. — Homme de stature moyenne, figure pâle, traits tirés exprimant la souffrance. État général bon. Pouls : 72. Peau un peu sèche; température : 37°,2.

Langue humide. Appétit assez bien conservé. Les fonctions digestives se font normalement. L'auscultation et la percussion des divers organes ne dénotent rien de particulier.

Intelligence nette ; le malade raconte très bien son histoire passée et tout ce qu'il ressent actuellement.

Il se plaint, par-dessus tout, de trois choses : 1° de douleurs atroces en ceinture ; 2° de ne pouvoir remuer les membres inférieurs ; 3° d'uriner au lit.

a. *Douleurs*. — Les douleurs sont très violentes. Elles siègent autour de la taille surtout en arrière, au niveau des dernières vertèbres dorsales. C'est de ces parties qu'elles paraissent s'irradier ; elles s'étendent transversalement sur les côtés du corps, et en avant le long des aines. Par instants, elles font leur apparition à la partie supérieure des fesses et à la face antérieure des cuisses. Ces douleurs sont continues, dans les régions indiquées ; mais par instants, et plus ou moins souvent, leur intensité s'accroît ; elles deviennent si violentes, qu'elles arrachent des cris au malade. Au bout de quelques minutes ces sortes d'exacerbations s'éteignent pour faire place à la douleur continue. Puis, de nouveau, la douleur s'accentue, et ainsi desuite. Les crises durent de quelques minutes à un quart d'heure, une demi-heure et plus. Les douleurs des cuisses et des fesses n'ont pas cette constance dans leur apparition : quelquefois, 8, 10 jours se passent avant qu'elles ne se reproduisent.

Les douleurs dont nous venons d'indiquer les principaux caractères, sont spontanées. On ne peut les provoquer ni par la pression, ni par la percussion, ni à l'aide d'un moyen quelconque. Quelquefois, cependant, lorsque le malade veut faire des mouvements dans son lit, elles s'accentuent.

La percussion de la colonne vertébrale et la pression ne sont doulou-reuses en aucun point, pas même au siège maximum des douleurs spontanées.

Aucune trace de gibbosité ; aucune déformation des corps vertébraux.

La peau, dans les régions douloureuses, conserve sa sensibilité normale sous tous les modes ; aucune espèce d'exception.

Il faut encore faire remarquer que les douleurs sont plus nettement accusées, plus accentuées à droite qu'à gauche.

b. *Membres inférieurs.* — Ceux-ci sont le siège d'une paraplégie spasmodique totale. Les deux membres inférieurs sont contracturés dans l'extension le droit un peu plus sensiblement que le gauche.

Aucune trace d'atrophie musculaire. Articulations de ces membres, normales. Sensibilité conservée sous tous les modes : tact simple, piqûres, froid, chaleur, etc. Pas d'hyperesthésie.

Réflexes rotuliens très notablement exagérés ; il suffit de la plus légère percussion pour provoquer de véritables sautillements dans les membres inférieurs. Le frôlement, même très léger, de la surface de la peau produit les mêmes phénomènes.

Réflexes plantaires, également très exagérés.

Trépidation spinale très facile à provoquer, dans l'un et dans l'autre membre ; quel que soit celui des membres sur lequel on agit, la trépidation gagne rapidement celui du côté opposé.

Examen électrique. — L'excitabilité faradique et l'excitabilité galvanique sont normales.

c. *Vessie.* — Le malade urine au lit, mais par regorgement. Deux fois par jour, on est obligé de le sonder. Il sent bien l'urine passer dans son canal, mais il ne peut la retenir.

L'examen de l'urine montre que ce liquide est physiologique.

Constipation habituelle. On donne au malade, tous les jours ou tous les deux jours, un lavement avec de la glycérine. Ordinairement il peut retenir ses matières fécales, mais les jours où à la place de lavements il prend un purgatif, même léger, il a des selles involontaires.

Rien à noter du côté des muscles de l'abdomen. Le ballonnement que l'on observe de temps à autre semble en rapport avec la constipation habituelle.

Les membres supérieurs ne présentent aucun trouble de la sensibilité ou de la motilité. Ils ont, comme les membres inférieurs du reste, leur volume normal.

Pupilles normales, réagissent bien à la lumière.

Le malade, presque depuis le début de sa maladie, n'a plus d'érections.

Évolution de la maladie. — On sonde le malade, avec toutes les précautions antiseptiques voulues, matin et soir.

On donne, à l'intérieur, 4 grammes d'iodure de potassium par jour, et, matin et soir, on fait une friction mercurielle sous les aisselles.

Injections sous-cutanées de morphine contre la douleur.

Du 2 avril au 16 mai, ce traitement est continué sans interruption. Presque chaque jour, on est obligé d'augmenter la dose de morphine et l'on n'obtient que difficilement, et pour quelques heures, la cessation des douleurs.

19 mai. La dose d'iodure de potassium est portée à 6 gr. Les crises douloureuses — douleurs en ceinture, lombo-abdominales — sont extrêmement violentes.Malgré les injections sous-cutanées de morphine, le malade ne peut rester au lit. Il passe ses jours et ses nuits assis dans un fauteuil. Dans cette position, il souffre moins.

Le 19. On donne 8 gr. d'iodure de potassium.

Le 21. Les douleurs sont moins fortes, aussi le malade est-il bien plus calme. Il continue à uriner par regorgement et on est toujours obligé de le sonder.

Il fait remarquer, de lui-même, que ses membres inférieurs sont un peu moins raides que jusqu'alors. En effet, on peut en déployant une certaine force les plier un peu, surtout le membre inférieur gauche. Il ressent, dans les masses musculaires des mollets et des cuisses, quelques élancements, et il éprouve, dans ces parties, des douleurs contuses assez pénibles.

Les réflexes sont bien moins exagérés ; il en est de même de la trépidation spinale. Aucun trouble de sensibilité.

Le 22. Pendant la nuit, la contracture des membres inférieurs a complètement disparu. La paralysie spasmodique s'est transformée en une paralysie absolument flasque. Jambes de polichinelle. On peut les mouvoir en tous sens, avec la plus grande facilité. Quelques mouvements du pied (légère extension et flexion) sont encore possibles.

Abolition complète des réflexes cutanés et tendineux.

Anesthésie totale des deux membres inférieurs. Cette anesthésie totale (sensibilité sous tous les modes) s'étend jusqu'à l'ombilic, en avant et en arrière suivant une ligne parallèle passant au niveau de la 12me dorsale.

Ventre ballonné. Incontinence d'urine et des matières fécales. Rien à signaler du côté des membres inférieurs.

En même temps que ces phénomènes nouveaux surviennent, et, pour ainsi dire, parallèlement à leur arrivée, on note la cessation des douleurs.

Le 23. Apparition d'une eschare de la largeur de la main sur la partie de chaque fesse plus particulièrement en contact avec le lit.

Le 25. Les deux eschares s'étendent en largeur et en profondeur. Elles marchent, pour ainsi dire, à la rencontre l'une de l'autre.

L'état général devient mauvais. Quoique les douleurs lombo-abdominales soient presque complètement disparues, le malade n'a plus d'appétit. Incontinence complète des urines et des matières fécales.

Le 28. Les deux eschares confondues, n'en font plus qu'une, très vaste, occupant toutes les régions fessières et sacrées. Il s'écoule de la surface de celle-ci, et cela malgré les pansements et les lotions antiseptiques, du liquide sanieux en abondance.

Pâleur extrême de la face. Teint plombé. Aucune espèce de mouvement n'est maintenant possible. Œdème malléolaire. De plus sous le talon droit, phlyctènes remplies de liquide roussâtre.

Perte absolue de la sensibilité sous tous les modes. Atrophie se portant sur la totalité des masses musculaires des deux membres inférieurs. Paralysie complète des sphincters.

2 juin. L'œdème envahit les deux membres inférieurs dans toute leur étendue. L'eschare fessière continue à se creuser et à s'étendre. Double eschare à chaque talon.

État général de plus en plus mauvais.

Le 10. Aggravation de l'état général. L'œdème des cuisses et des jambes augmente de plus en plus. Amaigrissement de la face et du reste du corps ; pâleur de cire. Élancements douloureux dans les deux membres inférieurs.

Le 11. Le malade, dont l'état s'aggrave de plus en plus, est pris d'une toux sèche, quinteuse. Il expectore des crachats teintés de sang.

La percussion de la poitrine montre de la submatité, en avant et en arrière, au sommet du poumon gauche. A l'auscultation, on trouve de nombreux râles muqueux disséminés. Ils sont surtout abondants à la partie supérieure du poumon.

Le 15. La toux continue. L'amaigrissement général a encore augmenté. Le malade ne s'alimente presque plus. Craquements humides bien nets sous la clavicule gauche.

Œdème des membres inférieurs considérable. Les eschares s'étendent toujours.

Le 18. On constate un léger temps d'arrêt. Le malade dort un peu la nuit, mais l'état général est toujours très mauvais.

1er juillet. Le malade a été pris de frissons violents pendant la nuit. Toux quinteuse ; expectoration muco-purulente. La matité occupe presque toute la hauteur du poumon gauche. Râles muqueux fins dans toute la poitrine. Amaigrissement excessif. Suppuration sanieuse extrêmement abondante. Œdème persistant des membres inférieurs.

La paralysie des membres inférieurs est toujours totale. Incontinence des urines et des matières fécales.

Le 3. Dyspnée intense. Aggravation de l'état général. Le malade éprouve de vives douleurs dans les membres inférieurs.

Le 4. Etat semi-comateux.

Le malade meurt le 5 juillet.

Depuis le 15 juin la température axillaire a oscillé entre 38,5 et 39,7 le matin et 38,4 et 39,9 le soir.

Autopsie. — *Cavité thoracique.* — Le lobe pulmonaire gauche est farci de granulations tuberculeuses, principalement nombreuses dans le tiers supérieur. Ces granulations, petites, miliaires, sont sur certains points véritablement confluentes.

Congestion passive du lobe inférieur. Œdème pulmonaire du lobe inférieur droit. Quelques granulations tuberculeuses vers le sommet.

Cœur. — Cet organe paraît petit, revenu sur lui-même. Son tissu, sain en apparence est un peu décoloré.

Aorte. — Quelques petites plaques jaunes.

Cavité abdominale. — Les différents organes de cette cavité n'offrent rien de particulier à noter.

Cavité crânienne. — La substance cérébrale est un peu œdémateuse. Liquide ventriculaire abondant. Les méninges sont saines. Il en est de même du tissu nerveux.

Cavité rachidienne. — L'ouverture du canal rachidien une fois pratiquée et les méninges incisées, on enlève la moelle avec facilité jusqu'au niveau de la région lombaire.

Dans cette région, avant l'origine de la queue de cheval, on trouve une tumeur, de couleur brun foncé, faisant hernie, en arrière, dans le canal rachidien ouvert. Cette tumeur, *presque en totalité,* paraît située *en arrière de la moelle* et *à gauche.* Elle a l'aspect fongueux, mûriforme. Elle est résistante au toucher.

Elle a une étendue de 0,05 centimètres de long environ, sur 0,02 à 0.03 centimètres de largeur.

Elle adhère largement (par un pédicule large et court), à la dure-mère. Son insertion sur cette dernière membrane, a lieu à la partie inférieure de la moelle.

Au-dessous, on voit la moelle *fortement comprimée* sur toute l'étendue occupée par la tumeur. Il existe à ce niveau une dépression très nette dans laquelle se logeait en partie le néoplasme; mais la moelle n'est pas détruite en totalité.

Région sacrée. — A la région sacrée on trouve une eschare énorme, ayant détruit tous les tissus jusqu'au sacrum mis à nu. Du côté des cuisses, quelques fusées purulentes.

Les eschares des deux talons s'étendent, en profondeur, jusqu'au calcanéum, et en largeur sur une surface de 4 à 5 centimètres.

O.

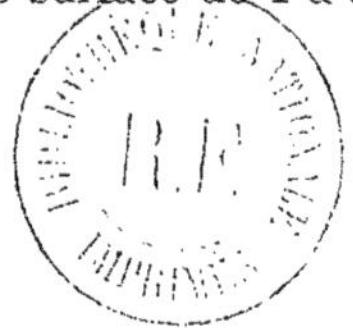

Les muscles des cuisses pâles et atrophiés sont imbibés de sérosité. De même, ceux des jambes.

Examen histologique (pratiqué par notre collègue et ami NAGEOTTE). La tumeur siège au niveau des 10e, 11e et 12e racines dorsales. La compression qu'elle exerce est beaucoup plus énergique à sa partie inférieure.

Sur une coupe transversale pratiquée au niveau de la 12e paire dorsale on constate que la tumeur forme deux grosses masses kystiques situées l'une en avant et l'autre sur le côté gauche de la moelle. La portion antérieure paraît s'être développée en avant des racines antérieures gauches ; elle s'étend vers la droite jusqu'aux racines antérieures du même côté. Elle adhère à la pie-mère sur toute la face antérieure mais ces adhérences sont assez lâches surtout à droite. Elle adhère faiblement aussi à la dure-mère par sa face antérieure. Son point de départ semble être l'arachnoïde.

La portion latérale s'est développée entre les racines antérieures et postérieures ; elle est en rapport intime avec ces dernières qu'elle refoule jusque vers le sillon médian postérieur. Au contraire en avant elle s'écarte des racines antérieures en formant avec la moelle et la portion antérieure un petit triangle. Les racines antérieures sont donc comprimées entre les deux lobes de la tumeur.

Le lobe latéral adhère assez faiblement à la dure-mère et à la pie-mère, si ce n'est en avant où sur une petite étendue il y a une fusion absolue entre cette dernière membrane et la tumeur. Dans la région supérieure la tumeur devient irrégulière, lobulée et perd ses adhérences. Dans son 1/3 supérieur elle est complètement libre.

Les masses sont formées par un tissu néoplasique nettement enkysté dans une capsule fibreuse qui fait défaut au point de réunion des deux lobes. Au centre de chaque lobe existe une cavité qui est le fait d'hémorrhagies interstitielles d'âges divers.

Le tissu néoplasique n'est autre chose qu'un sarcome névroglique. Il est constitué par de petites cellules, les unes rondes, les autres plus ou moins allongées, munies d'un noyau, et par un réticulum fibrillaire d'aspect névroglique. (Il n'a pas été fait ici d'examen à l'état frais.) Quand les cellules sont isolées les prolongements de leur protoplasma et les fibrilles qui y adhèrent leur donnent toute l'apparence de cellules araignées.

Les vaisseaux ne sont pas très nombreux mais ils sont volumineux ; beaucoup d'entre eux sont de simples lacunes creusées dans le tissu morbide et tapissées d'endothélium, ce qui explique leur fragilité. Il existe dans la tumeur un foyer hémorrhagique récent.

Les racines nerveuses adhèrent à la capsule fibreuse mais ne sont point en contact avec le tissu néoplasique. Les racines postérieures gauches sont surtout altérées elles ne contiennent plus que quelques tubes grêles.

La moelle au niveau de la 12e racine dorsale est sensiblement diminuée de volume et comprimée surtout en avant et à gauche (mesure 8 $^{m}/^{m}$ 5 de diamètre, et 10 $^{m}/^{m}$, quelques mill. au-dessous.)

Pie-mère épaisses, vascularisée.

Les tubes à myéline ont été détruits dans une proportion considérable. Sclérose interstitielle. Les cellules nerveuses des différente parties de l'axe gris sont encore bien visibles, mais elles sont toutes très pigmentées, granuleuses, arrondies, avec des prolongements peu nombreux. Quelques-unes sont tout à fait atrophiées.

Les cylindres-axes persistants sont les uns sains, les autres altérés ; ces derniers sont de plus en plus nombreux à mesure que l'on se rapproche de la périphérie. L'altération qu'ils présentent consiste dans une dilatation énormé qui peut atteindre 10 μ et plus. Il existe là un processus de myélite parenchymateuse dans lequel les cylindres-axes se tuméfient d'abord, puis subissent ensuite la dégénérescence vitreuse qui aboutit à l'atrophie.

Le tissu interstitiel est constitué par un réticulum névroglique à mailles lâches, avec de nombreux noyaux ; il est très vasculaire.

Légère prolifération des cellules de l'épendyme sur toute la hauteur de la moelle.

La myélite diffuse à la fois parenchymateuse et interstitielle, prédomine à la périphérie au niveau du point comprimé et s'étend à une certaine distance dans les deux sens. De cette myélite transverse résultent deux conséquences : une lésion de l'axe gris qui explique l'atrophie musculaire et une interruption relative des faisceaux blancs avec dégénérescence secondaire.

On observe d'abord une myélite parenchymateuse ascendante du faisceau pyramidal, myélite qui remonte nettement jusqu'à la 7e paire dorsale, c'est-à-dire à 9 cent. environ au-dessus de la compression. Cette myélite est assez irrégulière dans sa disposition. La névroglie a peu proliféré. Il faut bien distinguer ce processus de celui des dégénérescences secondaires ordinaires.

Celles-ci sont descendantes et ascendantes.

La dégénérescence descendante du cordon pyramidal croisé est très nette ; elle ne diffère en rien d'une dégénérescence de cause cérébrale. Pas de lésion appréciable du côté du faisceau pyramidal direct.

Parmi les dégénérescences ascendantes celle du faisceau cérébelleux-direct est légère. Celle des cordons postérieurs seule est très nette, surtout à gauche. Elle forme d'abord une bandelette située à la partie moyenne des cordons postérieurs, et va ensuite en s'élargissant et en empiétant progressivement par son côté interne de manière à se répartir en haut sur toute l'étendue du cordon de Goll. Du côté droit la sclérose est beaucoup moins accentuée et présente une disposition moins nette.

OBS. II.—*Paraplégie spasmodique. Mort par cystite ulcéreuse et néphrite ascendante. Autopsie. Sarcome angiolithique de l'arachnoïde spinale siégeant au niveau de la 5o vertèbre dorsale.* (Obs. inédite due à l'obligeance de notre collègue et ami MORAX.—T.., Joséphine, âgée de 65 ans, est entrée le 14 avril 1891 à la Salpêtrière.

Antécédents héréditaires.—Père mort accidentellement. Pas d'affection nerveuse, Pas d'alcoolisme.

Mère morte à 70 ans. Pas d'accidents nerveux. Rien chez les grands parents et les collatéraux.

Antécédents personnels. — Rien de spécial dans l'enfance et l'adolescence. Réglée à 14 ans; pas de troubles nerveux à cette époque. Mariée à 23 ans, a eu trois enfants; deux filles mortes en nourrice (la malade n'a jamais eu d'accidents syphilitiques), un fils mort à 32 ans de tuberculose pulmonaire.

Jusqu'à 40 ans, aucune maladie. A ce moment (période de ménopause), quelques phénomènes hystériques peu accusés : pleurs, sensations de boule épigastrique, vertiges, insomnies, cauchemars, jamais de crise convulsive. Tous ces phénomènes ont d'ailleurs disparu avec la cessation des règles.

La malade n'éprouve ensuite aucun malaise jusqu'à l'âge de 65 ans. C'est en mai 1887 qu'ont débuté les premiers signes de l'affection pour laquelle elle est entrée à la Salpêtrière. Elle éprouva tout d'abord un sentiment de constriction au niveau des genoux, puis des raideurs dans les jambes. La marche devenait de plus en plus fatigante et difficile, elle dut bientôt rester confinée chez elle. Il n'y a jamais eu de phénomènes douloureux, mais elle s'est aperçue dès le début de troubles de la miction, envies d'uriner fréquentes, nécessitant un certain effort. Légère douleur au niveau de l'anus, parfois incontinence des matières fécales.

Elle remarqua aussi une légère diminution de la sensibilité tactile dans les membres inférieurs, un peu plus accusée du côté gauche.

En un mois la raideur des membres inférieurs fit de grands progrès, l'incontinence d'urine vint bientôt s'ajouter à l'incontinence des matières fécales. Les mouvements des jambes devinrent enfin impossibles et il se fit un peu d'œdème au niveau du pied et du 1/3 inférieur de la jambe.

La malade se plaignit aussi de sentiment de constriction au niveau de la région lombaire.

Une eschare sacrée apparut alors; c'est sur ces entrefaites que la malade entra à la Salpêtrière.

Etat actuel le 15 avril 1889. — La malade présente une teinte cachectique qui peut éveiller au premier abord l'idée d'une néoplasie, mais l'examen des organes et des téguments est négatif à ce sujet.

On constate par contre une paraplégie spasmodique complète. Les membres inférieurs sont en extension avec un léger degré de rotation en dedans et d'abaissement de la pointe du pied. Pas d'atrophie musculaire. Les mouvements volontaires sont impossibles, il ne persiste que quelques légers mouvements dans les orteils. Les mouvements provoqués sont tous possibles et non douloureux. Pas de lésion articulaire, pas de contracture.

Il existe une dissociation de la sensibilité. La sensibilité tactile est conservée dans les téguments des deux côtés. La sensibilité à la chaleur est abolie complètement des deux côtés à partir de la racine de la cuisse.

La sensibilité au froid est abolie à partir du genou dans le membre inférieur gauche. La sensibilité à la douleur est abolie dans le pied gauche seulement. Le sens musculaire est affaibli à gauche, la malade ne se rend pas compte des mouvements que l'on imprime à son membre inférieur gauche, elle ne peut indiquer, les yeux fermés, la position dans laquelle il se trouve.

Il existe dans les extrémités inférieures un retard de perception de la sensation douloureuse. Lorsque l'on pique avec une aiguille un point quelconque de la jambe ou de la cuisse (à l'exception du pied gauche analgésique), on voit se produire une excitation motrice avant la perception de la piqûre.

Les réflexes tendineux sont symétriquement exaltés dans les membres inférieurs. On provoque très facilement la trépidation spinale. Le pincement des masses musculaires détermine des contractions musculaires assez vives.

Les réflexes cutanés sont abolis dans le pied gauche seulement (réflexe plantaire).

La station debout et la marche sont complètement impossibles.

Il n'existe ni déviation du rachis, ni saillie douloureuse des apophyses.

Eschare sacrée de 5 cent. de diamètre, à la limite supérieure du sillon interfessier.

A ce niveau on constate, dans une zone circulaire d'un diamètre double de celui de l'eschare une anesthésie complète à la piqûre, à la chaleur et au froid. Au niveau des fesses la sensibilité est entièrement conservée; de même pour le tronc. La percussion de la région lombaire du rachis est un peu douloureuse.

Du côté des membres supérieurs tout est normal. Les réflexes tendineux du poignet sont normaux. Rien à signaler du côté de la face. Pas de troubles oculaires, pupilles égales, réaction normale.

Rien à signaler du côté des organes génitaux.

La malade a toujours eu un bon appétit et ce n'est que depuis dix jours que la langue est un peu sèche et qu'il existe de l'inappétence.

La constipation a succédé à l'incontinence du début, mais celle-ci reparaît après chaque purgation.

De même du côté de l'appareil urinaire, il existe actuellement de l'incontinence par regorgement; c'est depuis quelques jours que la rétention avec distension de la vessie s'est accusée. Les urines sont claires, ne contiennent ni albumine ni sucre. Pouls régulier; pas de lésion cardiaque ou pulmonaire.

L'état reste le même pendant les mois d'août et de septembre. L'eschare persiste sans augmenter sensiblement d'étendue.

Le 30 septembre l'urine, jusque-là claire, se trouble; il se forme un dépôt purulent assez abondant. Odeur ammoniacale. Albumine assez marquée. La malade éprouve une sensation de pesanteur au niveau du bassin; l'eschare sacrée s'étend, la langue se sèche de plus en plus et la dyspepsie devient très marquée. Des plaques de muguet apparaissent sur la face dorsale de la langue. La température s'élève à 38,5 le soir. Le pouls faiblit et la malade, épuisée, meurt dans le coma le 15 octobre 1889 (température 39,4.)

Autopsie le 16 octobre. — L'eschare sacrée a l'étendue de la paume de la main, elle atteint la région fessière des deux côtés.

Après avoir enlevé la partie postérieure du rachis, on constate au niveau de la 5e vertèbre dorsale, et avant d'avoir incisé les méninges, un aplatissement de la moelle dans le diamètre transversal augmenté d'un 1/3 environ sur une étendue de 2 centimètres. En promenant le doigt sur la moelle à ce niveau, on sent une résistance assez marquée, et, en contournant l'organe, on arrive à sentir, sur la face antérieure, une tumeur intraméningée du volume d'une noisette. Après incision de la dure-mère il s'écoule une quantité de liquide céphalo-rachidien plus considérable que normalement. La dure-mère ne présente aucune lésion au niveau de la tumeur. Celle-ci adhère seulement au feuillet interne de l'arachnoïde spinale ; elle s'est creusée à la face antérieure de la moelle une petite loge en forme de cupule, mais n'adhère nullement à la pie-mère. Sa consistance est dure, fibreuse. Sur la coupe, elle a un reflet nacré. Sa face externe est aplatie et sa circonférence est celle d'une pièce de 50 cent. environ. Sa face interne médullaire est convexe; son épaisseur est de 5 millimètres, Siège entre les 7 et 8e paires dorsales. Pas de dégénérescence secondaire appréciable à l'œil nu, Pas de lésion encéphalique.

Le cœur est normal. L'aorte ne présente que quelques rares plaques d'athérome.

Rien du côté des poumons.

Le foie a son volume normal, un peu de surcharge graisseuse.

Les reins sont plus volumineux qu'à l'état normal, ils sont congestionnés ; les calices et le bassinet sont distendus par un liquide grisâtre purulent.

La paroi vésicale est épaissie, la muqueuse est rouge, injectée dans sa partie inférieure, violacée dans sa partie cervicale : à ce niveau on constate aussi de vastes ulcérations recouvertes de fausses membranes. La vessie contient un liquide roussâtre purulent.

La muqueuse rectale est rouge, enflammée et présente quelques ulcérarations comme la muqueuse vésicale.

EXAMEN MICROSCOPIQUE. — Au raclage, la tumeur donne un suc peu abondant constitué par des cellules fusiformes dont le noyau est ovalaire ou un peu allongé comme celui des fibres musculaires lisses. On trouve également sur la préparation des globes arrondis très réfringents, comparables aux globes calcaires que l'on trouve dans le sable des plexus choroïdes.

Ces globes sont formés par des cellules imbriquées que l'on reconnaît encore facilement à la périphérie, tandis qu'elles sont peu distinctes et perdues dans la masse réfringente centrale. Cette partie centrale est formée par des sels calcaires qui font effervescence avec les acides. Certains de ces corps globuleux sont très petits et ne comprennent que quelques cellules. D'autres sont allongés et l'enveloppe à leurs extrémités est constituée par des éléments cellulaires non altérés.

Sur une coupe, l'aspect est identique à celui d'un sarcome fasciculé ; les cellules fusiformes sont disposées en tourbillons et les faisceaux qu'elles constituent sont coupés dans des sens absolument différents. Au milieu de ce tissu on trouve une quantité considérable d'angiolithes dont les détails sont plus nets sur des préparations faites par raclage. Ces angiolithes paraissent occuper la place des lacunes vasculaires dont il ne reste pas de trace.

La moelle est considérablement altérée au niveau de la tumeur ; il ne reste plus trace de tubes nerveux dans les zones latérales et antérieures ; dans la zone postérieure, ils paraissent également fort altérés.

La substance grise ne se distingue plus de la substance blanche et les cellules nerveuses ont complètement disparu.

L'axe médullaire se trouve réduit à un réticulum névroglique semé de vaisseaux dilatés et contenant une assez grande quantité de cellules rondes dont le nombre varie suivant les points.

Au niveau du point comprimé, à la partie antérieure de la moelle, les méninges sont très amincies dans les autres points elles paraissent saines.

Dans les autres régions de la moelle les lésions paraissent minimes. Les faisceaux nerveux et la substance grise sont intacts dans la région dorsale supérieure. Dans la région dorsale inférieure et lombaire il existe du côté droit seulement de faibles traces de sclérose du faisceau pyramidal, consistant en un épaississement très faible des travées conjonctives et en une légère congestion vasculaire.

Les cellules des cornes antérieures sont absolument normales.

Traitement chirurgical.

INDICATIONS OPÉRATOIRES. — De l'étude anatomo-pathologique et symptomatologique des tumeurs des méninges découle nettement l'indication thérapeutique. L'évolution de ces tumeurs est naturellement progressive ; les lésions médullaires qu'elles provoquent ne sauraient rétrocéder si la cause persiste et amènent fatalement la mort. Par contre elles n'ont aucune tendance à la généralisation, à la récidive locale, du moins pour la plupart ; elles empruntent toute leur gravité à leur situation, à leur action mécanique sur la moelle. Leur ablation seule peut arrêter la myélite transverse et laisser espérer la rétrocession en totalité ou en partie des désordres existants déjà. C'est dire que le traitement chirurgical est le seul rationnel, pour les cas où le diagnostic de compression médullaire est nettement établi. White insistait encore tout récemment sur ce point (septembre 1891), au congrès des chirurgiens américains à Washington.

L'intervention chirurgicale a été du reste conseillée, il y a longtemps par Cruveilhier, dans un cas de kyste hydatique intra-rachidien. « Je suis convaincu que si, à l'époque de l'entrée de la malade à l'hôpital, alors que le tissu propre de la moelle n'était pas altéré dans son organisation, le diagnostic avait été bien établi, il aurait été possible de la guérir en ouvrant le kyste... N'est-il pas évident que l'ablation des acéphalocystes aurait dégagé la moelle et aurait pu être suivie de guérison. »

Leyden et Bramwell envisagent aussi nettement la possibilité de l'extirpation des tumeurs extra-médullaires. « Il faudrait, dit Bramwell, songer à la possibilité d'extirper ces tumeurs. Lorsque les conditions énumérées sont réunies, une opération à notre avis serait justifiée (*Maladie de la moelle épinière*, 349).

Il est permis d'affirmer que la trépanation pratiquée dans ces cas, après un diagnostic consciencieusement établi, donnera les meilleurs résultats.

« Je pense, dit Lewis, à propos de la discussion qui suit la présentation des 8 cas de trépanation de Abbe, que le plus grand nombre des succès de trépanation de la colonne vertébrale résidera dans les cas où nous sommes complètement sûrs qu'il existe une tumeur » : Richardson ajoute : « Si nous pouvions choisir nos cas, comme lorsqu'il s'agit d'une tumeur, je serais favorable à l'intervention ».

Il serait facile de citer l'opinion favorable de beaucoup d'autres auteurs ; qu'il nous suffise de rappeler les noms de Horsley, Mac Ewen, White, Abbe, Roy, Kelley, Lloyd, Deaver, Pescarello, Rehn, etc., etc., qui se sont occupés de cette question et dont quelques-uns, comme nous le verrons, ont pratiqué avec succès la trépanation rachidienne dans le cas qui nous occupe.

Nous avons étudié déjà, avec leur nature et leur évolution, le siège, les connexions de ces tumeurs avec la moelle et les méninges ; nous nous sommes attachés à montrer que la plupart d'entre elles, circonscrites, encapsulées, pouvaient être plus ou moins facilement extirpées sans lésion sérieuse de la moelle. Il est inutile d'y insister de nouveau.

A côté de ces tumeurs proprement dites, se trouvent des productions inflammatoires des méninges, de la dure-mère surtout, qui peuvent être justiciables aussi du traitement chirurgical, leur simple ablation étant susceptible d'amener la guérison. Dans cet ordre de faits, nous pouvons classer les trois cas de Mac Ewen, se rapportant à des productions conjonctives (*conjunctive tumour*) développées à la face externe de la dure-mère, deux fois à la suite du mal de Pott, une fois après une fracture d'un arc vertébral, et dont l'extirpation amena la cessation complète des phénomènes morbides. Ces productions, de nature nettement fibreuse, circonscrites, agissaient dans un canal déjà rétréci à la manière de véritables tumeurs implantées sur la face externe de la dure-mère et constituaient pour l'intervention opératoire des cas très favorables. Ces faits il est vrai sont assez rares, comme le faisait encore remarquer tout récemment Arbuthnot Lane (*Bulletin médical*, 4 novembre 1891), rapportant 11 cas de laminectomie pour remédier à des paraplégies consécutives au mal de Pott. « Dans tous les cas sauf un, la moelle était comprimée par un abcès. Chez aucun des malades la face postérieure de la dure-mère ne présentait cet épaississement néoplasique fibreux décrit par Mac Ewen ».

Certains cas de pachyméningite interne assez localisée, accompagnée de myélite, pourraient être justiciables en désespoir de cause, de la trépanation rachidienne.

Nous relatons à dessein à la fin de ce travail une observation remarquable de Dercum et White qui semble venir fortement à l'appui de cette assertion. Ici l'ouverture de la dure-mère épaissie, adhérente aux enveloppes médullaires sous-jacentes et la destruction des adhérences suffit à amener la guérison d'une paraplégie motrice et sensitive complète qui menaçait à brève échéance l'existence du malade. Voici les réflexions de White à ce sujet : « Qu'elle a été l'action du couteau pour amener un résultat aussi heureux ? Évidemment ce ne peut pas être la simple disparition de la compression, la moelle était en effet libre dans le canal vertébral et l'épaississement observé dans la dure-mère n'était pas suffisant pour la comprimer. Les adhérences pourtant doivent avoir joué un rôle important dans la production des symptômes et c'est en les supprimant que le bistouri a rendu un service évident.

Cependant il serait injuste d'affirmer que les adhérences à elles seules suffisent pour expliquer tous les symptômes ; dans ce cas il existait sans doute une myélite diffuse plus ou moins étendue, associée à la partie supérieure de la région dorsale à une méningite intéressant les deux membranes ; c'est ce qui nous permet d'expliquer d'un côté les douleurs très vives produites par un choc transmis et d'un autre côté la paralysie étendue et les troubles trophiques. N'est-ce donc pas le cas de supposer que le résultat observé n'est pas dû seulement à l'ouverture de la dure-mère et à la destruction des adhérences, mais aussi à un retour des phénomènes de nutrition résultant du traumatisme chirurgical. Du reste la chirurgie ne manque pas d'exemples de telles réactions, ainsi qu'en témoignent les guérisons obtenues dans la péritonite tuberculeuse à la suite de la laparotomie. Il semble que le shock local ait été promptement suivi d'une réaction correspondante dans laquelle la vitalité du tissu a été exagérée suffisamment pour déterminer le retour à l'état normal. »

En dehors du shock local sur lequel insiste White, je crois qu'on peut aussi attribuer une certaine part des résultats à la rupture des adhérences sur une grande étendue et à la libération des enveloppes médullaires, toutes causes qui ont pu produire une modification profonde dans la vitalité de la moelle et des méninges à ce niveau, et apporter dans les phénomènes circulatoires et nutritifs un changement assez profond pour amener l'arrêt ou la régression du processus pathologique en évolution. Enfin l'ouverture de la dure-mère amenant la mise à nu de la moelle et l'écoulement d'une certaine quantité de liquide céphalo-rachidien ne pourrait-elle pas, à elle seule, produire des modifications dans certains processus de méningo-myélite ? La chirurgie crânienne dans un autre ordre de faits nous a donné déjà bien des surprises !

A côté de l'observation de White, le fait suivant communiqué par Lépine à la Société des sciences médicales de Lyon (février 1891) est très intéressant.

Il s'agit d'un malade chez lequel les symptômes cliniques, entre autres l'atrophie d'un bras avec anesthésie douloureuse, avaient fait porter le diagnostic de compression de la moelle et des racines. L'autopsie a montré une lésion moins considérable qu'on ne le supposait, car d'après l'examen des pièces on ne pourrait pas dire qu'il y ait eu une forte compression. La moelle dans un point limité était entourée d'une pachyméningite, mais n'avait pas subi d'aplatissement.

Ce fait paradoxal en apparence doit s'expliquer d'après l'auteur par la congestion des tissus vivants, congestion qui en augmentant le volume de l'organe occasionnait une compression plus considérable pendant la vie.

Lépine fait remarquer en terminant que dans des cas analogues, l'intervention chirurgicale serait peut-être légitimée.

Dans ce fait, grâce à l'étendue restreinte de la pachyméningite et à l'absence de lésion grave de la moelle, le malade aurait pu retirer un grand bénéfice d'une intervention.

En définitive, à côté des cas où l'indication opératoire découle nettement du diagnostic plus ou moins facile à poser, il est des cas, et ils sont nombreux, où le doute persiste et où la réserve s'impose. Cette réserve pourtant ne doit pas être synonyme d'abstention systématique. Il est une série de malades en effet qui présentent des signes de lésion localisée de la moelle, mais chez lesquels le diagnostic de compression et la nature surtout de l'agent de la compression sont difficiles à établir. Malgré les doutes qui peuvent subsister sur la nature de la lésion, si certains symptômes peuvent en faire présumer le siège, si, en dépit du traitement médical, la maladie suit une marche menaçante, le chirurgien nous paraît autorisé à tenter la trépanation. Celle-ci reste pour le malade l'unique chance de salut et même en cas d'insuccès, elle ne saurait. grâce aux moyens actuels de la chirurgie, aggraver notablement son état. C'est-là l'opinion soutenue par M. Bazy dans sa communication au Congrès dechirurgie (1er avril 1891). Il conclut à la possibilité et à la nécessité dans certains cas de faire l'ouverture exploratrice du canal rachidien. Cette hardiesse se comprendra facilement si l'on songe que dans ces cas, à moins de n'opérer qu'à la période ultime, on se trouve en présence de sujets dont l'état général reste satisfaisant, dont la résistance n'est pas amoindrie par l'infection bacillaire, la fièvre, ou le traumatisme comme dans le mal de Pott ou les fractures récentes du rachis. Aussi certains auteurs considèrent-ils cette opération comme moins grave que la trépanation du crâne (Gowers), dans le cas de tumeurs du moins.

En dehors de ces considérations générales, certains points doivent attirer sérieusement l'attention du chirurgien ; de ce nombre sont les lésions médullaires. De l'état de la moelle, en effet, dépend le succès de l'opération. Malheureusement, comme nous l'avons déjà vu, il est difficile de juger de la gravité de sa lésion et de savoir d'avance si l'organe pourra recouvrer totalité ou partie de ses fonctions. La conservation de la sensibiiité intacte ou amoindrie jointe à l'exagération des réflexes, l'absence de troubles trophiques graves indiquent un état d'intégrité relative de la moelle et doivent faire espérer le retour des fonctions une fois l'agent de la compression disparu. L'éventualité contraire doit être redoutée lorsque l'on se trouve dans des conditions pour ainsi dire opposées. Il est évident que la perte souvent rapide de la sensibilité, la disparition presque simultanée des réflexes, l'apparition des troubles trophiques, indiquent ordinairement une poussée de myélite intense et la fin souvent dans ces cas ne se fait pas longtemps attendre. Les troubles trophiques, (escharres), s'ils restent isolés, s'ils surviennent à une époque un peu avancée de l'affection n'ont pas par eux-mêmes de gravité considérable, ils peuvent même rétrocéder spontanément lorsque s'éteint la poussée de myélite qui leur a donné naissance. Il en est de même de la cystite que quelques auteurs du reste ont voulu ranger complètement parmi les troubles trophiques.

Il faut se montrer plus réservé en présence des complications rénales ; la pyélo-néphrite en effet a une tout autre importance, surtout si elle s'accompagne d'un état général grave, d'une perturbation considérable dans la sécrétion urinaire. Toutes ces lésions pourtant sont susceptibles d'amélioration, à moins qu'elles ne soient par trop avancées, si l'on peut rendre à la vessie son fonctionnement normal et ramener l'écoulement régulier de l'urine sans le secours du cathétérisme toujours suspect.

On devra surtout se fonder pour établir les contre-indications sur les phénomènes suivants : lésions rénales avancées, mauvais état général (*cachexie profonde, pyohémie*), poussée de myélite intense avec troubles trophiques, symptômes généraux, fièvre. Lorsqu'il existe de la fièvre, dans le mal de Pott du moins, Mac Ewen, pourtant très partisan de la trépanation, rejette toute intervention ; il n'a eu que des insuccès dans ces cas.

Les lésions médullaires, présumerait-on même leur gravité, doivent moins nous arrêter. Dans les compressions par tumeur, on n'a jamais une destruction complète de la moelle et l'on peut espérer voir l'organe récupérer au moins une partie de ses fonctions, même dans les cas jugés les plus désespérés. Leudet et Charcot, il y a déjà bien longtemps ont mis ces faits hors de doute. Dans le même ordre d'idées enfin l'obs. II de Mac Ewen est des plus encourageante.

Une fois l'indication générale établie, le chirurgien doit chercher à déterminer aussi exactement que possible le siège de la tumeur et il arrivera à ce résultat surtout par la recherche des signes locaux et par l'étude attentive des limites de l'anesthésie et de la motilité et de leur distribution. Nous ne reviendrons pas ici sur ces détails que nous avons exposés au chapitre précédent. Il devra surtout se rappeler que le siège de la compression est presque toujours plus élevé que ne semblent l'indiquer les signes objectifs et mettre cette connaissance en pratique pour la recherche de la lésion au cours de l'opération.

Nous ne nous arrêterons pas ici à refaire le procès de tous les griefs élevés autrefois contre la trépanation du rachis. Après les articles parus dans ces dernières années (Mac Ewen, White, Bullard, Burrell,

Winslow, Daudridge, Bennett), après les mémoires de Horsley et de Thornburn, la question est complètement jugée. La difficulté ou l'impossibilité de l'opération (Ewe, Lidell), la crainte de l'hémorrhagie ou de l'infection sont des arguments puérils aujourd'hui et dont ont fait justice les progrès récents de la chirurgie.

Trépanation rachidienne. — L'opération est simple et dans la majorité des cas au moins ne présente guère plus de difficulté que la trépanation du crâne. L'hémorrhagie s'y montre moins abondante que dans cette dernière, elle est plus facile à maîtriser, et l'ouverture du canal rachidien pent se faire sans le secours d'aucun instrument spécial comme le faisait si bien remarquer notre maître M. Terrier dans une discusion récente à la Société de chirurgie (séance du 15 octobre 1891).

Nous allons d'abord indiquer les principaux procédés opératoires, dont quelques-uns assez compliqués, qui ont été proposés ou suivis par divers chirurgiens.

Horsley a adopté le procédé suivant à la suite de nombreuses expériences chez le chien.

Malade couché sur le côté gauche, à moitié sur le ventre, à demi fléchi.

Incision sur la ligne des apophyses épineuses. Détacher au bistouri de chaque côté aponévroses et attaches tendineuses. Incision libératrice transversale sur les muscles spinaux et l'aponévrose.

Les apophyses épineuses sont sectionnées juste à leur base avec une forte pince à os, et les lames forment alors un plan continu, irrégulier que l'on peut perforer avec une couronne de trépan ayant à peu près le diamètre du canal, variable suivant les âges. Si l'on doit enlever plusieurs arcs, il vaudra mieux, à l'aide d'une scie angulaire, couper en partie les lames le long des bords du canal vertébral et compléter la section avec des pinces à os. Comme la plaie est profonde et le fond difficile à atteindre, Horsley a inventé une pince constituée par les lames coupantes d'une pince à os ordinaire, formant un angle de 120° avec le manche plus long que ceux de la pince usuelle. On peut avec elle couper horizontalement au fond de la cavité.

On sectionne les ligaments jaunes avec un bistouri pointu. On incise juste sur la ligne médiane le tissu conjonctif lâche infiltré de graisse qui recouvre la dure-mère ; on évite ainsi l'hémorrhagie qui pourrait gêner l'examen de la dure-mère ; on le récline ensuite contre les parois du canal vertébral.

La dure-mère est incisée ensuite sur la ligne médiane sur une certaine étendue pour permettre l'exploration de l'espace sus-arachnoïdien. Si l'incision longitudinale est très courte, il sera nécessaire de faire un petit débridement transversal.

On empêche avec une éponge le liquide céphalo-rachidien de venir imbiber les bords de la plaie ; d'ailleurs si la colonne vertébrale est horizontale et la tête moins élevée, l'écoulement cesse bientôt. La moelle est alors examinée, explorée avec le doigt pour voir les changements de consistance. Si l'on soupçonne la présence de fragments osseux ou d'un néoplasme comprimant sa surface antérieure on pourra s'en assurer au moyen d'une aiguille à anévrysme que l'on fait passer avec précaution sur les côtés.

La technique opératoire de White est des plus simples.

Le malade est couché sur le ventre, un coussin plat sous le sternum.

Incision sur la ligne médiane. Section, de chaque côté des apophyses épineuses, des insertions musculaires et de l'aponévrose, dénudation des apophyses et des lames à la rugine. L'écartement des lèvres de la plaie avec des écarteurs plats à griffes, donne à l'opération un champ ordinairement assez large sans avoir recours aux incisions transversales.

Les apophyses épineuses sont sectionnées à leur base avec une forte pince coudée sur le plat à angle obtus ; une pince analogue à angle beaucoup plus ouvert, presque droite, sert à sectionner de chaque côté les lames vertébrales que l'on saisit et enlève ensuite avec un davier en libérant au bistouri leurs attaches aux lames voisines.

Incision de la dure-mère. Exploration de la moelle. Suture de la dure-mère au catgut, points séparés. Sutures profondes musculaires et aponévrotiques au catgut. Sutures superficielles au fil d'argent.

Drain dont les deux extrémités ressortent à chaque bout de la plaie, on le raccourcit d'abord en l'attirant dans l'un des angles de l'incision et on l'enlève quelques jours après.

Robert Abbe. — Le malade est couché sur le ventre une épaule relevée par un coussin de sable favorisant la respiration et inclinant le dos vers l'opérateur.

Incision parallèle aux apophyses épineuses et à 1/2 pouce en dehors, coupant les insertions musculaires et arrivant jusqu'aux lames. Les lames sont débarrassées des muscles que l'on rétracte et les ligaments interépineux divisés aux deux extrémités de la plaie. On sectionne alors la base des apophyses avec une pince coupante. Cette manœuvre permet une rétraction en bloc des apophyses avec leurs insertions musculaires respectées d'un côté.

L'arc spinal est ainsi mis à nu sur une plus ou moins grande hauteur, et avec une pince, emporte-pièce on attaque les arcs vertébraux que l'on enlève facilement.

Après l'opération les apophyses épineuses réclinées en bloc sont ramenées à leur place et suturées au catgut avec leurs voisines au dessus et au-dessous ; on pratique ensuite la suture des muscles.

Drainage avec un morceau de protective ; gouttière plâtrée recouvrant le dos.

Robert Dawbarn — Incision (en H) verticale de chaque côté de la colonne vertébrale (*apophyses épineuses*) avec une barre transversale que l'on peut placer au-dessus et au-dessous du milieu des lignes verticales, suivant le cas. Les incisions verticales sont dirigées, à mesure qu'elles deviennent plus profondes, vers la ligne médiane (en V) et rencontrent les vertèbres vers le milieu des lames. Cette obliquité permet de scier les lames en se servant de la scie de Hey, en déterminant beaucoup moins de rétraction des muscles et par conséquent moins de désordres qu'autrement. Les muscles sont rétractés avec de larges et longs écarteurs pour permettre de scier sans produire de lacération. On doit diriger la scie tout à fait obliquement en dedans ; si la section est faite parallèlement aux apophyses épineuses, le canal ne sera probablement pas ouvert et les dents de la scie pénétreront dans le corps de l'os. En outre, cette obliquité de section empêche les fragments d'os de s'enfoncer et de comprimer la moelle.

Les lames une fois sectionnées au niveau d'un nombre suffisant de vertèbres, en prenant soin de ne pas blesser la dure-mère, le point essentiel est de pratiquer la barre transversale de l'H entre deux apophyses épineuses.

En supposant que l'incision transversale soit faite à la partie inférieure de l'H, on a maintenant un lambeau supérieur constitué par les apophyses épineuses et les lames recouvertes de leurs muscles et de la peau. Leur vascularisation étant à peine touchée, les os sont à peu près sûrs de vivre.

Le lambeau est maintenant replié, non pas directement en haut, ni directement en bas, s'il s'agit d'un lambeau inférieur (car les apophyses épineuses par leur contact ne permettent pas de le faire), mais obliquement en haut, en dehors et en arrière, ou en bas, en dehors et en arrière suivant le cas. De cette manière on obtient facilement un libre accès à la dure-mère et au canal vertébral.

Bullard et Burrell ont employé le même procédé. Le seul point particulier est que la scie s'étant cassée, l'incision fut terminée avec l'ostéotome. Les lames et les apophyses épineuses furent relevées en bloc, puis remises en place et maintenues par des sutures aux masses musculaires voisines.

On peut diviser ces procédés en deux classes suivant que les apophyses et les lames sont enlevées et complètement sacrifiées, ou suivant qu'elles restent adhérentes aux parties molles pour être remises ensuite en place. (Robert Abbe, Robert Dawbarn). Ces procédés autoplastiques paraissent très rationnels, mais outre qu'ils compliquent et prolongent l'opération, ils peuvent gêner dans l'exploration du canal et nécessitent une incision bien plus longue. Dans le procédé de Abbe la conservation des apophyses épineuses assez faciles il est vrai, au point de vue opératoire, nous paraît être un appoint bien mince pour la conservation de la forme et de la solidité de la colonne vertébrale.

Le procédé de Dawbarn a été peu employé. Nous avons pu le pratiquer assez facilement sur le cadavre, du moins à la région dorsale, et constater que le résultat autoplastique pourrait être assez satisfaisant. Mais il nous paraît plus difficile à exécuter dans toute sa rigueur sur le vivant ; la section des lames se fait un peu à l'aveuglette et expose à la blessure des méninges et de la moelle. D'autre part si l'on n'attaque pas les lames vers leur base, on est exposé à n'enlever guère que l'apophyse épineuse au niveau de son point d'implantation. Le procédé n'est pas alors sensiblement supérieur au précédent.

O.

Quel que soit du reste le procédé que l'on adopte pour ouvrir le canal, le point essentiel est de ne pas blesser la moelle. Il faut se rappeler en effet que dans les cas de tumeurs siégeant à la partie antérieure ou antéro-latérale, la moelle peut être fortement rejetée en arrière, contre les lames, et qu'elle peut être blessée par l'instrument ou les esquilles au moment de la section des lames.. Or si l'on songe aux altérations profondes, au changement de consistance subis par cet organe au niveau de la compression, on comprendra facilement les dégâts que peut produire le moindre traumatisme.

Voici le manuel opératoire qui nous paraît le plus simple et celui qui paraît le plus communément employé avec quelques variantes. Nous laissons de côté tout ce qui a trait à la préparation du malade, aux soins préliminaires ; ils ne diffèrent point de ceux que l'on doit prendre habituellement. Le malade sera couché sur le ventre ou mieux de trois quarts sur le côté ; cette dernière position facilitera la respiration et sera plus commode pour le chirurgien. On placera un coussin de sable ou un coussin dur quelconque sous le malade pour tendre la région postérieure de la colonne vertébrale et provoquer la saillie des apophyses de la région sur laquelle doit porter l'incision. Le malade ne sera du reste mis dans cette position qu'une fois endormi et le chloroforme devra alors être surveillé de près, surtout si la compression porte sur la colonne cervicale et entraîne la paralysie des muscles inspirateurs. Même dans ce cas l'anesthésie peut être pratiquée sans trop de crainte. Nous avons eu l'occasion de donner le chloroforme dans ces conditions, et sans le moindre incident, chez une malade opérée par M. Bazy ; il existait une lésion médullaire à la partie supérieure de la région cervicale et le fonctionnement du diaphragme était fortement troublé. C'est ce fait qu'a très judicieusement rappelé ce chirurgien dans la récente discussion qui a eu lieu à la Société de chirurgie sur la trépanation rachidienne.

Il faut aussi se rappeler que le malade doit être profondément endormi au moment surtout où commence l'exploration de la moelle, sans cela au moindre contact des cordons postérieurs il pourrait faire des mouvements brusques qui non seulement gêneraient l'opérateur, mais l'exposerait à blesser la moelle. Horsley insiste à juste titre sur ce point dans son mémoire. Nous avons pu nous-même dans les opérations que nous avons pratiquées sur les animaux nous rendre compte des difficultés et des dangers de l'opération avec une anesthérie incomplète.

Une fois le malade endormi et convenablement placé, on fait une incision de longueur variable, 10 à 12 cent. au moins sur la ligne des apophyses épineuses et l'on détache à ce niveau les insertions aponévrotiques puis tendineuses. C'est là un temps opératoire assez facile qui s'accompagne d'une hémorrhagie presque insignifiante. Il est préférable à ce moment d'abandonner momentanément le bistouri et de se servir de la rugine pour dénuder de chaque côté les apophyses épineuses. On arrivera ainsi facilement à détacher le périoste sur toute la hauteur des apophyses et sur les lames correspondantes et l'on se mettra plus sûrement à l'abri de l'hémorrhagie. On fait alors récliner avec des écarteurs les deux bords de la plaie et l'on voit assez nettement les surfaces à attaquer. Il peut se faire pourtant que l'aponévrose bride les bords de l'incision et rétrécisse notablement le champ opératoire, surtout dans la région lombo-sacrée où la plaie est bien plus profonde. On peut faire un débridement transversal sur l'aponévrose et les muscles au besoin, ainsi que le conseille Horsley. Les apophyses épineuses seront alors sectionnées à leur base avec un ciseau ou une pince coupante. On les enlèvera ensuite avec un davier en coupant au bistouri leurs attaches ligamenteuses. Dans les points où ces apophyses sont très obliques, à la région dorsale par exemple, on supprimera avec grand profit l'apophyse correspondante à la vertèbre qui limite en haut le champ opératoire.

Divers instruments ont été proposés pour attaquer les lames vertébrales. Le trépan conseillé par Mac Donnel, Horsley, peut être appliqué sans trop de difficulté, surtout à la région dorsale et sacrée, mais nous ne voyons pas l'avantage qu'il peut y avoir à compliquer pour cette opération l'arsenal chirurgical.

La scie de Hey ne nous paraît pas non plus un instrument très commode. Bullard dans un cas dut terminer l'opération avec l'ostéotome, parce que la scie s'était cassée. Quant aux pinces spéciales, coudées à divers degrés et que préconisent les divers auteurs pour la section des lames et des apophyses, elles sont loin d'être indispensables.

L'instrument le plus simple qui permettra le mieux d'agir superficiellement et de surveiller le champ opératoire sera aussi le meilleur.

Les instruments les mieux appropriés et les plus commodes à la fois sont la gouge et les diverses espèces de ciseaux. M. Bazy se sert volontiers du ciseau de Hennequin. Avec la gouge on peut enlever la lame à petits coups, en surveillant toujours la profondeur de la plaie jusqu'à ce que l'on ait pénétré dans le canal. Rien n'est plus facile ensuite que d'agrandir la petite fenêtre que l'on vient de faire. On peut terminer alors avec le ciseau, voire même avec le costotome ou la pince de Liston. Mais l'instrument qui nous paraît de beaucoup préférable dans cette circonstance est la pince-gouge dont se sert notre maître M. Lucas-Championnière pour la trépanation du crâne et dont il a eu l'occasion de rappeler encore les avantages dans une des dernières séances de la Société de chirurgie (15 novembre 1891). On peut ainsi pratiquer une ouverture large et régulière, et cela rapidement sans danger pour les méninges ou la moelle.

Il suffit ordinairement d'enlever deux lames vertébrales pour se donner un jour suffisant pour l'exploration du canal. On sera toujours à temps de l'agrandir du reste comme a fait Horsley dans son cas, si l'on n'est pas arrivé sur la lésion du premier coup.

Il est, croyons-nous, inutile dans beaucoup de cas d'enlever les lames vertébrales des deux côtés. On pourra se contenter d'exciser l'une des moitiés latérales de la paroi postérieure du canal. Nous avons vu M. Bazy suivre cette conduite dans deux cas de trépanation cervicale et la brèche ainsi produite était largement suffisante pour l'exploration de l'axe médullaire. On ménagera ainsi une partie des lames vertébrales et des ligaments jaunes, ce qui ne nous paraît pas négligeable au point de vue des résultats éloignés. D'autre part, les tumeurs des méninges étant le plus souvent latérales ou postérolatérales, il est possible dans beaucoup de cas de présumer cette situation par l'analyse des symptômes. La conduite du chirurgien sera toute tracée dans ces conditions. Malheureusement ce procédé ne nous paraît applicable qu'à la région cervicale et dans la partie tout à fait supérieure de la région dorsale. Dans les régions dorsales et lombaires le diamètre transversal des lames diminue, et l'on devra même à la région lombaire pour se donner un jour suffisant pousser la résection jusqu'aux apophyses articulaires.

Il faut récliner avec soin sur les parties latérales, le tissu cellulograisseux qui peut complètement cacher la dure-mère en arrière, mais qui le plus souvent fait presque défaut au niveau de la compression (fait bien noté dans mal de Pott, *Chipault*). On aura souvent à ce moment une légère hémorrhagie qui cédera du reste facilement à la compression.

Il peut se faire alors que l'on ait affaire à un néoplasme extra-méningé, que l'on reconnaîtra aisément. Dans le cas contraire l'examen de la dure-mère, son état de tension, sa coloration souvent plus foncée, la déviation de l'axe médullaire feront soupçonner l'existence d'une lésion intra-méningée.

Nombre d'auteurs, Robert Abbe entre autres, insistent sur l'absence de battements dans certains cas au niveau de la tumeur et même au-dessous ; au-dessus au contraire la dure-mère est soulevée par des battements réguliers, isochrones à ceux du pouls. C'est là un fait très important qui, lorsqu'il existe, peut être précieux pour la recherche de la compression.

La dure-mère saisie avec une pince sera incisée longitudinalement sur la partie postérieure. L'incision médiane conseillée par les auteurs est plus commode pour l'exploration de la moelle ; mais dans les cas où l'on à affaire à une tumeur latérale par exemple il sera souvent plus simple de faire une incision latérale sur le bord de la tumeur. On devra à ce moment, tout en maintenant le malade fortement incliné pour éviter l'écoulement du liquide céphalo-rachidien, modifier la courbure du rachis et au moyen de coussins ou d'alèzes roulées, différemment placées suivant les cas, diminuer la tension de la dure-mère et de la moelle pour permettre une légère mobilisation. Il est aisé de se rendre compte sur le cadavre de la difficulté ou de la facilité avec laquelle la moelle se laisse mobiliser suivant qu'on exagère la courbure dorsale du rachis ou qu'on tend à la faire disparaître.

Les tumeurs développées aux dépens du feuillet viscéral de l'arachnoïde n'adhèrent souvent à cette membrane que par un mince pédicule et leur ablation est des plus facile. D'autres adhèrent sur une large étendue à la dure-mère, mais dans beaucoup de cas, grâce à la capsule qui les entoure, on pourra les séparer en conservant au moins le feuillet le plus externe de la méninge ; on pourra en agissant ainsi refermer complètement ensuite le sac dure-mérien. C'est là un point qui n'est pas à négliger, comme nous le verrons. Les tumeurs de la pie-mère ou du tissu sous-arachnoïdien sont plus souvent adhérentes à la moelle et moins nettement encapsulées. Dans ces cas leur ablation totale bien que difficile, pourra pourtant se faire par morcellement. Il faudra agir du reste avec la plus grande prudence et éviter à tout prix de léser profondément la moelle. On ne saurait ici comme dans d'autres régions dépasser largement les limites du néoplasme pour faire une opération radicale, le remède serait pire que le mal.

La résection avec suture de la moelle pourrait hanter l'esprit du chirurgien, et Abbe avait songé à pratiquer cette opération dans un cas de fracture. « Il avait été convenu avec le malade, avant l'opération, dit-il, que si la moelle était détruite transversalement, on sectionnerait au-dessus et au-dessous et qu'on suturerait les deux extrémités. Il avait accepté, quoiqu'on lui eût dit que l'expérience n'avait jamais été faite. Pendant l'opération, je cherchai à mobiliser la moelle avec un tenaculum pour voir si la chose était possible et je me rendis compte que j'aurais pu en reséquer un petit quart de pouce et suturer ensuite. »

Notre collègue Chipault annonce enfin dans un récent travail paru dans la *Revue de chirurgie* (juillet 1891) qu'il poursuit « actuellement l'étude expérimentale de la suture de la moelle, suture peut-être applicable dans un certain nombre de sections récentes par instruments tranchants ou par fracture ». Ce sont là des recherches pleines d'intérêt, mais les résultats absolument négatifs ou très contestés, obtenus jusqu'ici sur les animaux supérieurs, y compris le singe, en ce qui concerne la régénération de la moelle du moins, n'encouragent guère à tenter l'expérience sur l'homme. Dans les cas qui nous occupent du reste les lésions sont trop étendues en général pour que l'on puisse songer à une pareille intervention.

Les racines nerveuses repoussées en avant par les tumeurs postérieures ne gênent en rien l'opération ; dans les cas où elles sont situées au-devant de la tumeur, qu'elles sont englobées ou impossibles à récliner, on est obligé de les sacrifier, ce qui du reste ne saurait entraîner de graves conséquences à la région dorsale surtout.

En présence d'un sarcome diffus ayant envahi l'espace sous-arachnoïdien le plus souvent sur toute la hauteur du canal la trépanation devra rester uniquement exploratrice.

Il est une question qui se pose immédiatement. Peut-on aborder et extirper les tumeurs qui siègent en avant de la moelle ? Il faut se rappeler que la plupart des tumeurs développées à la partie antérieure empiètent sur les parties latérales et deviennent accessibles en réclinant légèrement la moelle et les racines rachidiennes. Les tumeurs absolument cantonnées à la partie antérieure sont rares (7 sur 95), et forcément de très petit volume ; elles sont bénignes bien limitées, peu adhérentes, et l'on pourra encore les aborder en soulevant et déplaçant légèrement la moelle sur le côté. Le mode d'implantation et l'obliquité des racines gênera beaucoup à la région cervicale.

Chipault (*Revue de chirurgie*, juillet 1891), insiste sur la facilité avec laquelle la moelle et les racines se laissent récliner même à la région cervicale. Il a pu chez ses trois opérés « charger » le fourreau méningo-médulaire sur un écarteur et cette manœuvre lui a singulièrement facilité l'attaque des lésions ostéo-méningées anté-médullaires. L'auteur généralise la méthode et espère que l'ablation des tumeurs des méninges antémédullaires sera également possible par le même procédé : Nous croyons qu'il faut se montrer très réservé dans ces manœuvres. La possibilité de la manœuvre en elle-même ne fait pour nous l'objet d'aucun doute ; mais ce qui nous paraît moins démontré c'est son innocuité. Les tumeurs des méninges antémédullaires ne peuvent être abordées en effet qu'après incision de la dure-mère, ce n'est donc plus le fourreau méningo-médullaire mais la moelle mise à nu qu'on devra déplacer.

Or on connaît la friabilité que présente souvent l'organe au niveau de la compression et la facilité avec laquelle les hémorrhagies s'y produisent souvent sans cause appréciable. Le plus léger traumatisme, le moindre tiraillement peuvent déterminer des lésions capables de compromettre les bons résultats que pourrait donner l'opération.

Chez une malade du service de notre maître M. Raymond, atteinte d'un mal de Pott sous-occipital et opéré par M. Bazy, nous avons trouvé à l'examen de la moelle un foyer hémorrhagique dans une des cornes antérieures. Cette hémorrhagie était antérieure à l'opération au cours de laquelle du reste la moelle avait été traitée avec le plus grand ménagement.

White rapporte une observation absolument semblable..

Dans ces deux cas l'intervention est à l'abri de tout soupçon, les lésions sont antérieures. Il est pourtant permis de se demander si dans de telles conditions une manœuvre un peu brutale ne pourrait pas avoir les plus graves conséquences en devenant le point de départ, de nouvelles hémorrhagies.

Une fois la tumeur enlevée et l'hémostase assurée (la compression suffit ordinairement), il faut pratiquer soigneusement au catgut la suture de la dure-mère, afin d'éviter autant que possible l'écoulement du liquide, céphalo-rachidien aussi désastreux pour la guérison de la plaie que gênant pour les malades. Une des opérées de M. Bazy, chez laquelle ce suintement était très abondant, se plaignit pendant plusieurs jours de céphalalgie, de faiblesse, de sensation de vide dans la tête. Ces accidents cessèrent avec l'écoulement du liquide. La suture en surjet au catgut nous paraît ici la plus convenable pour parer à cet inconvénient. On passera ensuite à la suture des masses musculaires, de l'aponévrose et finalement de la peau.

Le drainage dans ce cas est très discuté et discutable, mais on doit distinguer le drainage superficiel du profond arrivant jusqu'à la dure-mère. Horsley et White l'ont pratiqué, ce dernier avec les drains ordinaires, Robert Abbe avec un morceau de protective. Le plus souvent le trajet du drain a servi de voie d'écoulement au liquide céphalo-ra chidien et n'a fait que retarder la cicatrisation de la plaie. Aussi est-il aujourd'hui à peu près universellement abandonné depuis surtout que la suture de la dure-mère est devenue la règle. Quant au drainage superficiel, il peut présenter certains avantages dans le cas seulement où l'on n'est pas assuré d'avoir une hémostase complète. Il peut prévenir une accumulation de sang dans le canal rachidien et éviter peut-être la compression médullaire momentanée que pourrait produire un gros caillot. Il ne saurait avoir du reste les inconvénients du drainage tel qu'il a été pratiqué dans les premières opérations ; le drain ne communique pas avec l'espace sous-arachnoïdien, et son ablation précoce supprime tout retard dans la guérison de la plaie. Quelques chirurgiens se contentent d'un pansement simple. D'autres placent le malade dans une gouttière de Bonnet ou appliquent un corset plâtré (Abbe).

Les *suites opératoires*, dans les cas favorables, sont ordinairement des plus simples. La plaie guérit rapidement et la moelle reprend progressivement ses fonctions.

Il n'est pas rare de voir des malades se plaindre, dans les jours qui

suivent l'opération, de vives douleurs en ceinture, de douleurs irradiées dans les membres, de douleurs articulaires, qui disparaissent
du reste en quelques jours. Les phénomènes douloureux qui existaient
avant l'opération peuvent persister encore longtemps (cas de *Horsley*).

La sensibilité revient ordinairement assez vite dès les premiers jours
qui suivent l'opération (6 jours, cas de *Horsley*; second jour, *White*;
1, 3 jours, *Mac Ewen*). Les auteurs ne donnent pas de détails sur la
façon dont disparaissent les troubles sensitifs. Le retour de la sensibilité est souvent accompagné de retard dans la perception et surtout
d'allochirie ; le malade de White fut longtemps avant de pouvoir localiser nettement ses sensations.

Le retour de la motilité est plus tardif (8 jours, *White*, *Mac Ewen*;
13 jours, *Horsley*) ; chez le malade d'Horsley la motilité revint progressivement de la hanche vers le pied. Dans la plupart des autres observations la motilité reparut d'abord dans les extrémités pour gagner
progressivement la racine des membres. Thornburn après Horsley
insiste sur cette particularité du retour de la motilité de la périphérie
vers le centre et rappelle qu'il en est de même dans l'hématomyélie.
L'invasion de la paralysie motrice se fait dans le sens contraire. Il
faut aussi remarquer la rapidité avec laquelle reparaissent la sensibilité, la motilité même dans certains cas. Il paraît bien difficile d'attribuer le retour si prompt de ces fonctions à la régénération des
conducteurs médullaires. Avec la paralysie motrice disparaissent
l'exagération des réflexes et les contractures. On a dû dans certains
cas pourtant pratiquer la ténotomie pour remédier à la rétraction ten-
dineuse et permettre la marche.

Les sphincters reprennent ordinairement leur fonction en même
temps que les muscles ou quelques jours après. Dans un cas de Mac
Ewen, la disparition des troubles rectaux (incontinence) fut la première en date.

Au bout de quelques mois les malades ont pu dans les cas heureux
marcher aisément et reprendre leurs occupations. Pendant longtemps
néanmoins, il persiste une certaine raideur, et la démarche conserve
un caractère spécial. La guérison est complète en apparence ; l'est elle
en réalité ?

Le professeur Charcot ne le pense pas. Après avoir exposé dans
une de ses leçons (*Leçons du mardi*, 1888-1889, p. 176) l'histoire d'une

malade guérie depuis 20 ans d'une paraplégie spasmodique par mal
de Pott ayant duré 3 ans, le savant neuro-pathologiste ajoute : «Comment comprendre qu'une paraplégie spasmodique évidemment causée
par la compression lente de la moelle épinière, compression qui,
nécessairement, autant qu'on sache, a produit dans le cordon nerveux,
au niveau du point comprimé, les lésions de la myélite transverse ;
comment comprendre, dis-je, qu'une paraplégie de ce genre, datant
de 3 ans et ayant persisté au plus haut degré pendant une période
d'une année, puisse guérir ainsi sans laisser de traces appa-
rentes ? C'est là un point sur lequel je me réserve de revenir dans
un instant. Dans le moment je m'impose de relever immédiatement,
Messieurs, que cette intégrité qu'on pourrait croire absolue, des membres inférieurs, n'est en somme qu'une apparence trompeuse. Oui, la
paraplégie spasmodique persiste en quelque sorte à l'état rudimentaire chez ces malades qui paraissent bien complètement guéris de la
compression spinale par mal de Pott. Cette paraplégie latente, si l'on
peut ainsi parler, peut en effet, comme cela s'est vu chez B .., ne se
manifester, par aucune anomalie dans la démarche et se révéler cependant à l'aide de certaines explorations propres à mettre en lumière des
indices significatifs. C'est ainsi que constamment chez B... toutes les
fois que depuis 20 ans j'en ai fait l'objet d'une démonstration, j'ai
constaté l'existence dans les deux membres inférieurs de..... la trépidation spinale et du signe de Westphal.......

Eh bien, Messieurs, je dis, pour l'avoir maintes fois cliniquement
reconnu, que lorsque les choses sont ainsi, quel que soit du reste le
genre de l'affection spinale dont il s'agisse, la paraplégie spasmodique existe réellement, en puissance, à l'état d'opportunité, comme
l'a dit M. Brissaud et qu'il suffira souvent d'une cause excitatrice,
en apparence fortuite, pour faire que la rigidité permanente se réalise
définitivement sous une forme plus ou moins accentuée. »

Babinski pense que dans les cas où il existe une paraplégie flasque
avec lésions médullaires nulles ou minimes, on peut admettre au contraire que l'agent de la compression venant à disparaître, les fonctions
pourront se rétablir dans toute leur intégrité. Nous avons déjà vu
combien ces cas devaient être rares dans les compressions lentes par
tumeurs méningées.

La moelle même avec le procédé opératoire le plus simple, sans aucune sorte d'autoplastie, en conservant simplement le périoste est suffisamment protégée par la cicatrice. M. Moty (*Soc. chirurgie*, 15 nov. 1891), a pu pratiquer l'autopsie d'un homme mort accidentellement plusieurs mois après avoir subi la résection d'une lame vertébrale au niveau de la région cervicale ; il a pu constater que la portion de vertèbre enlevée était remplacée par une lame fibreuse résistante. Il existait dans ce cas une légère déviation de la colonne vertébrale, mais la motilité de la région paraissait conservée grâce à la suppléance des vertèbres voisines. La déviation de la colonne paraît assez rare ou peu importante, les auteurs ne la signalent point même chez des malades qu'ils ont pu suivre pendant de longs mois. Horsley fit porter à son malade un corset avec ceinture pelvienne et béquilles axillaires pour protéger la cicatrice et prévenir une déviation possible. Le délabrement de la colonne vertébrale dans ce cas du reste avait été considérable.

Les observations de trépanation pour néoplasmes méningés sont encore assez rares. On peut classer de la façon suivante les quelques cas que nous avons pu réunir et que nous rapportons à la fin de ce chapitre.

Tumeurs intra-méningées bénignes, 3 cas, 3 guérisons (*Horsley, Roy, Pescarolo*).

Pachyméningite externe circonscrite (production fibreuse à la face externe de la dure-mère), 3 cas, 3 guérisons (*Mac Ewen*).

Pachyméningite interne, 1 cas, 1 guérison (*White*).

Tumeurs développées probablement sur la face externe de la dure-mère, volumineuses, à marche rapide (sarcome), 2 cas, 2 morts (*Abbe, Horsley*).

Tumeur de la moelle ? accompagnée d'une tumeur osseuse des apophyses épineuses, 1 cas, 1 mort (*Lloyd et Deawer*).

Les trois derniers cas ne sont point comparables aux autres ; ce sont là des opérations atypiques qui n'ont qu'un intérêt purement historique (*Lecat, Athol Johnson, Reydellet*).

On voit que les résultats sont des plus favorables en ce qui concerne les tumeurs bénignes et les productions inflammatoires circonscrites d'origine méningée. Si l'on passe aux néoplasmes extra-méningés, de plus gros volume et à marche rapide, la proposition doit être renversée.

Pour résumer à grands traits l'impression générale que nous a laissée cette étude nous signalerons en terminant les points suivants :

Les tumeurs des méninges, bien que peu fréquentes, ne sont point d'une rareté absolue.

Elles sont, le plus souvent, situées à l'intérieur du sac dure-mérien, de petite volume et faciles à séparer des méninges et de la moelle.

Leur évolution est lente, si l'on excepte les cas de sarcomes encéphaloïdes diffus ; leur tendance à la généralisation et à la récidive est absolument nulle. Toute leur gravité tient à la compression médullaire qu'elles déterminent.

Le diagnostic *précis* est très souvent difficile, mais on peut, dans la majorité des cas, établir l'existence de la compression médullaire avec une précision suffisante pour guider l'intervention chirurgicale.

La trépanation rachidienne est une opération assez facile, elle constitue le seul traitement rationnel dans ce cas. Elle a donné jusqu'ici de très bons résultats dans les tumeurs méningées types, résultats qui ne sauraient être comparés à ceux fournis par la même intervention dans les fractures du rachis et la tuberculose vertébrale.

L'opération a été très heureuse aussi dans quelques cas de productions inflammatoires chroniques des méninges

Ces faits encore rares ne peuvent que se multiplier à mesure que s'étendront nos connaissances en neuropathologie ; ils constitueront, espérons-le, dans un avenir prochain, un des chapitres les plus intéressants de la chirurgie des centres nerveux.

Observations chirurgicales.

Obs. III. Gowers et Horsley. — *Fibro-myxome kystique siégeant sur le côté gauche de la moelle, entre la 3e et la 4e paire rachidienne. Ablation. Guérison.* — *Medico-chirurg. Transact.*, 1888. — Capitaine G..., 42 ans. Bonne santé jusqu'en 1884. Pas de syphilis. En 1883-1884, beaucoup de fatigues morales.

En 1884. Émotion très vive, sa femme fut renversée par un cheval, luimême n'échappa au même sort qu'en se rejetant brusquement en arrière. Bientôt après il commença à éprouver une vive douleur dans la partie inférieure du dos ; il attribua à l'effort fait pendant l'accident. Cette douleur disparut au bout de quelques semaines et ne revint plus.

En juin 1884, il éprouva une douleur particulière qui prédomina pendant toute sa maladie ; elle siégeait au-dessous de la partie inférieure de l'omoplate gauche. Elle apparut un jour pendant la marche et persista très vive et continuelle pendant un mois, exaspérée par l'exercice, les secousses, etc. ; elle diminua ensuite et ne fut plus ressentie que par moments pendant l'automne et l'hiver ; au printemps elle avait presque cessé.

Le malade, obligé d'aller en Chine pour ses affaires, consulta plusieurs médecins qui diagnostiquèrent une névralgie intercostale et lui conseillèrent le voyage. Il fut repris de sa douleur dans le train et elle persista pendant tout le voyage ; enfin en arrivant en Chine, il ne pouvait plus marcher tant il souffrait.

Un médecin allemand de Shanghaï, après avoir essayé sans résultat le traitement par les bains, considéra la douleur comme produite par un anévrysme et donna de l'iodure de potassium et de la digitale.

Le pouls subit des variations très remarquables, de 120 le matin à 75 l'après-midi.

La douleur persista ; le malade eut des pertes de connaissance, dont l'une fut regardée comme étant de nature épileptique.

En octobre 1885, très fatigué, il quitta la Chine pour revenir en Angleterre ; pendant son voyage, sa santé s'améliora, la douleur diminua et en décembre 1885, il pouvait marcher un peu. La douleur était du reste la seule cause qui jusqu'alors l'eût empêché de marcher.

Il passa le reste de l'hiver dans le midi de la France.

L'amélioration continua et au printemps 1886, il était assez bien portant pour partir à Constantinople pour ses affaires. Pendant son séjour la douleur cessa presque complètement, mais comme il la ressentait encore légèrement, il consulta d'autres médecins qui le renvoyèrent à Aix-la-Chapelle.

Là il fut repris de douleurs très vives qui nécessitèrent l'emploi des injections de morphine.

En septembre 1886, il revient en Angleterre ; douleur très vive ; pouvait à peine marcher. Cesse morphine. Applique vésicatoire. On pensa encore à l'anévrysme.

Le malade devint irritable, son état mental paraissait ébranlé, et l'on se demanda si cette douleur était réellement aussi pénible qu'il le disait. Il resta dans cet état jusqu'à la fin de l'année.

En février 1887, revint encore à Londres où il consulta deux médecins qui furent d'avis qu'il n'existait pas d'affection organique et l'engagèrent à se promener.

Dans le courant de mars affaiblissement des membres inférieurs, jambe gauche d'abord et, quelques semaines après, jambe droite.

En avril partit en voyage ; pendant ce temps la paralysie devint complète, la sensibilité s'émoussa ; il y eut de la rétention d'urine.

Son état mental était si spécial que l'on se demanda de nouveau s'il ressentait bien ce qu'il disait, et plusieurs personnes proposèrent de lui faire suivre le traitement de Weir Mitchell. Pourtant avant d'entreprendre ce traitement on voulut avoir un autre avis et on conduisit ce malade à Londres, le 4 juin. Gowers le vit le lendemain avec le Dr Percy-Kidd qui connaissait le malade mais n'avait pris aucune part au traitement.

Les symptômes présentés par le capitaine étaient tout à fait caractéristiques d'une affection de la moelle au niveau de la région dorsale. Paralysie absolue des membres inférieurs. Disparition de la sensibilité cutanée sous tous ses modes jusqu'au niveau de l'appendice xiphoïde. A ce niveau, c'est-à-dire dans la région des 6e et 7e nerfs intercostaux, il se plaignait d'une douleur vive autour de la poitrine, plus intense à gauche qu'à droite et exaspérée au moindre mouvement.

De temps en temps contracture des membres inférieurs en extension et épilepsie spinale. Mouvements spasmodiques aussi dans les muscles de l'abdomen.

Vessie distendue. Urines purulentes.

Aucune déformation, aucune tuméfaction de la colonne vertébrale. Pas de pulsations, pas de souffle. Organes thoraciques paraissaient sains.

Les symptômes étaient ceux d'une lésion transverse de la moelle siégeant un peu au-dessus du milieu de la région dorsale. L'apparition graduelle de la paralysie, les signes d'irritation antérieure indiquaient une compression lente et de cause extra-médullaire. La carie vertébrale étant éliminée et la compression par anévrysme restant peu probable, on ne pouvait songer qu'à une tumeur développée aux dépens des os, ou née, dans le canal, du tissu cellulaire ou des méninges.

Dans le cas actuel, la douleur indiquait une irritation des racines postérieures du côté gauche et amenait à penser à la situation latérale de la tumeur ; le début de la paralysie par la jambe gauche avait la même signification. Or un néoplasme se développant latéralement aux dépens des vertèbres donnerait une augmentation de volume plus facilement reconnaissable que s'il se développait aux dépens du corps des vertèbres ; l'absence de toute tuméfaction dans le cas actuel, était en faveur d'une tumeur comprise dans le canal.

La marche des symptômes et l'inefficacité de l'iodure de potassium éliminaient la syphilis ; la longue durée était en faveur d'une tumeur bénigne. Gowers, partisan de l'ablation des tumeurs des méninges spinales (opération pour lui moins grave que l'extirpation des tumeurs intra-crâniennes) remit le malade entre les mains de Horsley.

Horsley vit le malade le 9 juin 1887. État antérieur. Paralysie des muscles des membres inférieurs et des muscles abdominaux, douleurs très vives dans ces mêmes parties. Contractures spasmodiques douloureuses des jambes.

A l'examen de la colonne vertébrale, toujours pas de saillie, rien d'anormal, sauf un peu de rénitence à la pression du côté gauche de l'apophyse épineuse de la 6e dorsale.

Perte de la sensibilité tactile remontant jusqu'au 5e nerf intercostal. Diminution, mais peu nette, de la sensibilité dans le 4e espace intercostal gauche (cette légère diminution de la sensibilité au niveau du 4e nerf intercostal était néanmoins d'une grande importance pour le diagnostic, comme le montre le reste de l'observation).

Du côté droit, sensibilité limitée au 5e espace. Paralysie de la vessie et du rectum. Température le matin pendant la semaine précédant l'opération, 97º et 99º Fahrenheit. Le soir : 99º et 99º,4.

Opération, 9 juin, 3 h. 1/2 soir. Présents MM. Gowers, Percy-Kidd, Edmunds. Éthérisation par White. Malade couché sur côté gauche à demi-fléchi, à moitié sur le ventre. Peau est rasée, lavée avec éther, solution phéniquée à 5 p. 100. Spray. Instruments et éponges dans solution phéniquée à 5/100.

Incision sur la ligne médiane depuis la 3e à la 7e dorsale.

Détache aponévrose et insertions tendineuses des apophyses épineuses ; par une incision transversale sectionne les muscles spinaux à travers l'aponévrose. On libère ensuite les lames, les apophyses épineuses et la base des apophyses transverses. On coupe alors à leur base avec une forte pince, les apophyses épineuses des 4e, 5e et 6e vertèbres. L'arc de la 5e fut enlevé avec couronne de trépan appliquée sur la ligne médiane. Les autres lames furent ensuite enlevées avec la pince à os et le bistouri. Après ablation du arcs des 4e, 5e, 6e dorsales, et incision du tissu cellulo-graisseux sous-jacent on arriva sur la dure-mère, d'apparence normale, comme couleur et comme tension ; sur le côté gauche pourtant cette membrane était située plus près de la paroi osseuse du canal.

La dure-mère fut incisée sur la ligne médiane, il s'écoula une petite quantité de liquide céphalo-rachidien, et la moelle dénudée dans une étendue de deux pouces paraissait normale.

Une autre lame fut enlevée à chaque extrémité de la plaie, la dure-mère incisée, mais on ne découvrit rien d'anormal. On enleva encore une autre lame à la partie supérieure de l'incision (3e vertèbre) et en incisant la dure-mère, on vit sur le côté gauche une masse ronde bleuâtre, d'environ 3 millim. de diamètre, reposant sur le cordon latéral gauche et la zone radiculaire postérieure ; Horsley reconnut de suite que c'était l'extrémité inférieure d'un néoplasme et réséqua immédiatement la plus grande partie de la lame située juste au-dessus. Après la division de la dure-mère il put voir la presque totalité de la tumeur, en forme d'amande bleuâtre, attachée par son extrémité inférieure à la racine la plus élevée du 4e nerf dorsal, juste au point où ces racines se réunissent en un seul faisceau. (Elle siégeait donc à 4 pouces au-dessus de la zone d'anesthésie complète.)

Sa limite supérieure atteignait le 3e nerf dorsal auquel elle était adhérente modérément par du tissu conjonctif évidemment constitué par un repli de l'arachnoïde. Elle était située exactement au niveau du ligament dentelé et comprise entre la dure-mère et le côté gauche de la moelle ; la pie-mère et l'arachnoïde passaient à la surface de la tumeur, lui formant comme une sorte de capsule à sa partie supérieure.

On incisa alors ces membranes et l'on put facilement retirer la tumeur de la dépression qu'elle s'était creusée dans le cordon latéral ; on excisa en haut le tissu assez lâche dont nous avons parlé et en bas on excisa aussi la racine qui adhérait à la tumeur ; quant à la surface externe du néoplasme, elle baignait dans le liquide céphalo-rachidien et se trouvait libre de toute adhérence.

Cette tumeur fluctuante, kystique fut ouverte pendant l'opération et laissa échapper une petite quantité de sérosité louche.

La dépression du cordon latéral arrivait jusque vers le centre de la moelle ; et l'on n'observa aucune modification pendant l'opération. La destruction presque complète de ce cordon laissait peu d'espoir au sujet de la possibilité d'une restauration.

Une légère compression arrêta rapidement l'hémorrhagie fournie par quelques adhérences, et, avec un lavage à l'eau phéniquée (5/100), on débarrassa la plaie de ses caillots. Les bords de la longue incision de la dure-mère (4 pouces) furent rapprochés et laissés en place sans suture.

Quelques sutures profondes avec fil de soie. Sutures de la peau avec crin de cheval.

Un petit drain superficiel dans l'angle inférieur de la plaie et un long drain arrivant jusqu'à la dure-mère dans l'angle supérieur de l'incision.

Le tout fut recouvert de gaze phéniquée trempée dans solution à 5/100.

10 juin 1887. Le malade se plaint de vives douleurs dans les jambes, d'une sensation de distension très pénible de la vessie complètement

paralysée. Cathétérisme. Injections de morphine; à 10 h. matin température 97°,6 Fahrenheit. (La température n'atteignit du reste jamais 100°, la plus haute fut 99°,8 à 4 h. du soir, le 11 juin.

On panse la plaie qui est en parfait état ; il s'est écoulé un peu de sérosité sanguinolente et de liquide céphalo-rachidien. Les drains sont débarrassées des caillots qui les bouchent et remis en place.

En retournant le malade on remarque une petite tache érythémateuse sur le côté gauche du sacrum et dépassant un peu la ligne médiane. Rien de tel n'avait été remarqué avant l'opération. Pansement boriqué, disparition graduelle.

Le 11. Pouls 112 (à partir du 13 oscilla jusqu'à la guérison entre 70 et 100. Douleurs vésicales très vives. Douleurs très vives aussi dans les jambes ; contractions douloureuses surtout à gauche, exagérées par le moindre attouchement. Urines normales.

Le 12. Plaie réunie, on enlève le petit drain on laisse l'autre. Écoulement abondant de liquide céphalo-rachidien. (L'auteur fait remarquer que ce fut un tort de laisser ce drain qui permit encore l'écoulement du liquide rachidien.)

Le 13. Le malade souffre toujours beaucoup. Ne peut dormir.

Injections de morphine. Chloral. Bromure potassium. Sonde toutes les 6 heures.

Le 14. Pansement ; plaie réunie. Urine seul 250 et 200 gr. à deux reprises ; la miction n'est pourtant pas encore complètement volontaire.

Le 15. Sensibilité commence à revenir, mais difficile à explorer à cause des contractions douloureuses que provoque le moindre attouchement. Mais le 10e jour la sensibilité à la douleur et au toucher était nettement revenue. Il persista pendant quelque temps une sensation de chaleur dans la jambe gauche. Le drain est enlevé, on sonde le malade pour la dernière fois. Dès ce jour, urine environ 10 fois par jour, 120 gr. à chaque fois, et 15 jours après l'opération, 6 fois seulement par 24 heures.

Le 16. Spasmes graduellement limités au côté gauche et au membre inférieur, excepté quand ils sont très forts. Le liquide rachidien continue à couler par le trajet laissé par le drain.

Le 22. Amélioration notable. Appétit revenu. Pour la 1re fois mouvement volontaire dans la jambe droite. Douleur encore violente, mais non continue.

20 juillet. La motilité est revenue dans le membre inférieur gauche comme dans le droit, c'est-à-dire de la hanche vers le pied.

L'écoulement céphalo-rachidien diminue peu à peu pour cesser six semaines après l'opération.

13 août 1887. Motilité et sensibilité revenues, plus de paralysie de la vessie ni du rectum. On envoie le malade au bord de la mer.

La douleur avait considérablement diminué et était limitée au côté gauche.

O.

On fait porter au malade corset avec ceinture pelvienne et béquilles axillaires pour protéger la cicatrice et prévenir une déviation rachidienne possible.

17 novembre. Le malade écrit à Horsley, qu'il marche avec deux cannes, qu'il éprouve encore quelques douleurs la nuit, mais que ses jambes encore faibles vont mieux de jour en jour.

24 janvier 1888. Le malade est examiné par les membres de la Société médicale. La démarche était un peu raide ; mais le malade pouvait faire trois milles sans fatigue. La cicatrice très solide, avait une consistance presque osseuse. Plus de gêne ni de douleur.

21 février. Progrès rapide, démarche plus libre.

6 juin. Le malade écrit qu'il est en excellente santé, et qu'il a pu faire un travail de 16 heures, l'obligeant à rester debout et à marcher.

Description de la tumeur. — L'examen microscopique démontra que l'on avait affaire à un *fibro-myxome*. A la partie inférieure existait un petit kyste consécutif probablement à une hémorrhagie, et dont le contenu fut perdu pendant l'opération.

Sur une coupe, on distinguait une capsule formée de tissu conjonctif délicat renfermant de nombreuses cellules rondes et ovales, et sillonné de nombreux vaisseaux à parois minces, et un stroma composé de substance muqueuse et de corpuscules de tissu conjonctif fusiformes, appliqués les uns contre les autres et formant des trabécules. Ces trabécules limitaient des espaces remplis de tissu conjonctif embryonnaire, avec éléments arrondis, ovales, etc. Nombreux vaisseaux à parois minces, traces d'hémorrhagies récentes et anciennes.

Obs. IV. — *Trépanation du canal vertébral, ablation d'une tumeur de la moelle*, par Roy, chirurgien de l'hôpital de la Charité. New-York, *Southern med. Record.*, 1890, XX, 564. — Homme, 42 ans. Reçu à l'hôpital, le 30 août, avec paraplégie et analgésie complète des extrémités inférieures.

Rien dans antécédents personnels ou héréditaires.

Trois jours avant son entrée, tandis qu'il travaillait, il avait éprouvé une violente douleur dans la partie inférieure de l'abdomen, douleur constrictive et en ceinture.

En même temps il s'affaissa, ses jambes refusant de le porter.

Anesthésie remontant jusqu'à 2 pouces de l'ombilic ; paralysie complète de la vessie et du rectum.

Sauf ces signes, le malade paraissait en bon état; il resta ainsi sans amélioration pendant des semaines.

Grâce aux soins médicaux il survint alors une légère amélioration, mais peu sensible du côté des membres inférieurs (août 1888).

6 octobre 1889. Les mouvements volontaires de jambe gauche sont bien, aucune amélioration à droite. Analgésie de jambe gauche. Rien à droite. Douleur en ceinture autour de l'abdomen. Miction et défécation involontaires.

A partir de ce moment, état stationnaire.

15 juillet 1890. Le malade était dans l'état suivant :

État général bon. Appétit bon ; le malade reste levé la plus grande partie de la journée.

Douleur en ceinture très violente. Contracture des muscles très marquée surtout à la jambe gauche.

Anesthésie de toute la partie de l'abdomen au-dessous de l'ombilic.

Paralysie complète de la jambe droite. Mouvements conservés dans la jambe gauche. Sensibilité normale dans la jambe droite et anesthésie à gauche. On est obligé d'avoir recours au cathétérisme. Pupilles normales.

A ce moment le Dr Peterson, neurologiste de l'hôpital, diagnostiqua une tumeur de la moelle localisée à la région dorsale inférieure. Après consultation, une opération fut jugée nécessaire. Elle fut pratiquée par J. E. Kelley, assisté par Drs Lloyd et Peterson.

Incision verticale sur la ligne médiane de 6 pouces de long, au niveau des 4 dernières vertèbres dorsales. Les apophyses épineuses dénudées, on incise jusqu'aux lames. Le périoste étant ruginé, on enlève avec pince à os les apophyses épineuses et les lames des 4 dernières vertèbres dorsales, on saisit la dure-mère avec pince, et l'on incise avec précaution dans une étendue de deux pouces ; les deux bords de l'incision étant écartés on aperçoit immédiatement au-dessous une tumeur reposant sur la moelle. On l'enlève avec précaution et la met de côté pour l'examiner.

Une légère hémorrhagie se produit à ce moment de l'opération, mais on l'arrête facilement.

La plaie est alors soigneusement nettoyée, on met quatre sutures profondes entre lesquelles on place des sutures superficielles pour réunir les bords de la plaie, et l'on laisse un drain à la partie inférieure.

Pansement antiseptique. Malade en très bon état.

Trois jours après l'opération, température monta à 39°,3 (102° Fahrenheit) ; mais elle tomba rapidement par l'administration d'un antiseptique, et ne dépassa plus la normale par la suite.

A partir de ce moment l'amélioration a été rapide.

Actuellement il n'y a plus de douleur en ceinture. La sensibilité est revenue. Les sphincters ont repris leur fonction. Le malade peut marcher dans la chambre avec une canne. Très bon état général.

L'origine et la situation de la tumeur sont ici mal indiquées. Mais elle était d'origine méningée certainement. Quant à sa nature, elle reste inconnue, l'examen histologique n'étant pas publié.

Obs. V. — Dixième congrès international de Berlin, 4 au 9 août 1890. *Semaine médicale*, p. 318, 1890. — Pescarolo, de Turin, présente une tumeur qui siégeait au-dessous de la dure-mère spinale et s'étendait depuis la 2ᵉ jusqu'à la 5ᵉ vertèbre dorsale. La tumeur, qui provoquait des symptômes de compression, ayant été extirpée, le malade guérit.

Mac Ewen. *British medical Journal*, 1888. Communication sur la chirurgie du cerveau et de la moelle faite à la réunion annuelle de l'*Association médicale anglaise,* à Glasgow, le 9 août 1888.

Dans cette communication l'auteur rapporte 6 cas de trépanation rachidienne, dont trois pour néoformations conjonctives développées, deux fois au niveau de la courbure angulaire d'un mal de Pott et une fois au voisinage d'une lame fracturée.

Obs. VI, 1ᵉʳ cas.— *Paraplégie avec incontinence d'urine et des matières fécales, due à une tumeur du tissu conjonctif, siégeant au niveau d'une déformation angulaire de la colonne vertébrale, complètement guérie par l'ablation de la tumeur et des lames vertébrales.* — En 1882 observe un enfant de 9 ans atteint d'une paraplégie complète sensitive et motrice, avec incontinence d'urines et des matières fécales, qui existait depuis 2 ans, mais qui n'était complète que depuis 18 mois. Il avait eu trois ans auparavant une déformation angulaire de la colonne prédominant entre la 5ᵉ et 7ᵉ dorsale, déformation pour laquelle il avait été traité par l'extension et les corsets orthopédiques. Au moment où Mac Ewen l'observa la déformation était définitive (ankylose des corps vertébraux). On employa encore inutilement l'extension et les corsets.

Les membres inférieurs violacés, froids, étaient en état de rigidité spasmodique avec atrophie musculaire.

Les symptômes observés pouvaient être rapportés à une irritation ou une compression de la moelle au niveau de la 6ᵉ vertèbre dorsale environ.

En présence des résultats négatifs de tous les traitements employés l'opération fut décidée. Le Dʳ Robertson, à qui le cas fut soumis, fut d'avis qu'il n'y avait pas d'autre chance de salut.

Opération, 9 mai 1883. — Enlève lames des 5ᵉ, 6ᵉ, 7ᵉ vertèbres dorsales. Entre dure-mère et l'os on trouva une néoformation fibreuse d'un huitième de pouce d'épaisseur, qui adhérait fortement à la dure-mère et recouvrait environ les 2/3 postérieurs de la circonférence. Elle fut disséquée avec soin et la moelle se trouva dès lors complètement libérée en arrière ; ses pulsations, absentes jusqu'à ce moment, commencèrent à se montrer, surtout au niveau de la 5ᵉ dorsale.

Vingt-quatre heures après l'opération les membres avaient perdu leur coloration violette, ils étaient manifestement plus chauds, la rigidité spasmotique avait fortement diminué. Le réflexe plantaire avait reparu et la sensibilité tactile était également retrouvée en partie.

La première réapparition de la motilité fut observée 8 jours après et bientôt les sphincters eurent recouvré leur fonctionnement. Au bout de

6 mois l'enfant marchait sans soutien, et cinq ans après il faisait trois milles pour rendre visite à l'opérateur.

Il va régulièrement à l'école, s'y livre à tous les jeux, y compris le Football et se sent très fort.

Obs. VII, 2e cas. — En 1884 un 2e cas se présenta ayant quelque analogie avec le précédent, mais beaucoup plus grave. Les symptômes étaient assez avancés pour faire prévoir du côté de la moelle des lésions organiques ne laissant que peu d'espoir sur le résultat de l'opération. Ce ne fut que sur les instances de la jeune fille elle-même que l'opération fut entreprise.

Il existait entre la dure-mère et l'os une tumeur de tissu conjonctif si adhérente à l'une et à l'autre qu'en quelques endroits la dure-mère fut enlevée avec le néoplasme. La portion de la moelle ainsi dénudée était réduite à la moitié environ de son volume normal, semblable à un cordon inerte. D'après les constatations que l'opération avait permises, il n'était pas probable que la malade pût guérir de sa paralysie.

Cependant 10 heures après l'opération les membres avaient perdu leur teinte livide, s'étaient réchauffés, et la malade disait « qu'il lui semblait rêver qu'elle était sur ses jambes et qu'un liquide chaud les parcourait ».

A partir du 4e jour après la suppression de la compression, la malade pouvait garder ses urines et ses matières fécales, et elle déclarait que ce seul avantage l'aurait décidée à l'opération.

La sensibilité revint vite aux jambes ; la motilité très lentement.

Six mois après elle pouvait remuer ses jambes facilement ; huit mois après l'opération elle pouvait faire à pied un quart de mille et se livrer à ses occupations. Elle se trouve très bien depuis.

Obs. VIII, 3e cas. — *Paraplégie par traumatisme guérie par l'ablation d'une tumeur de tissu conjonctif et de l'arc déprimé de la 12e vert. dorsale.* — A la suite d'un accident de mine de houille, un homme de 22 ans subit une grave lésion de la colonne vertébrale, au niveau des vertèbres dorsales inférieures, lésion qui produisit une paralysie motrice complète avec incontinence.

Hyperesthésie notable des parties atteintes ; elle augmenta d'intensité pendant les trois premières semaines à un tel point que le malade ne pouvait supporter le moindre attouchement ni la moindre secousse.

Entre la 3e et la 5e semaine un rapide changement s'opéra ; à la fin de cette période, les membres inférieurs étaient insensibles à l'électricité et avaient subi une atrophie énorme ; la contraction s'était emparée des muscles fléchisseurs. Plus tard, malgré toutes les précautions, eschares au niveau des saillies osseuses, urines ammoniacales, élévation de la température.

Il était évident qu'une issue fatale était imminente ; à moins qu'une tentative ne fût faite pour supprimer la compression de la moelle.

Opération en février 1885. Les dernières vertèbres dorsales et les premières lombaires furent dénudées ; l'arc de la 12ᵉ fut trouvé fracturé et légèrement déprimé : entre lui et les méninges existait une production de tissu conjonctif mesurant presque un quart de pouce dans son diamètre antéro-postérieur et s'étendant de la 11ᵉ dorsale à la 2ᵉ lombaire. Au-dessus et au-dessous de la 12ᵉ dorsale, la tumeur se réduisait graduellement à la moitié de son épaisseur ; elle était limitée à la partie postérieure du canal. Cette tumeur fut soigneusement séparée des méninges.

La nuit même il y avait une indubitable amélioration dans la température des membres inférieurs.

Le 3ᵉ jour il commençait à remuer ses orteils.

Un mois après les tendons contracturés du cou-de-pied et du pied furent ténotomisés pour remédier à la contracture. Après quoi la motilité reparut rapidement. Il fut bientôt capable de marcher avec une canne, dont il put se passer au bout d'un an. Aujourd'hui il peut marcher facilement, et rien dans sa démarche ne rappelle sa paraplégie.

Dercum et **White**. *Pachyméningite interne.* — *Ann. de chirurgie*, St-Louis, Etats-Unis, vol. IX, 1889. — H..., 55 ans, allemand d'origine, donne les renseignements suivants :

Père mort à 56 ans d'un carcinome de l'estomac. Mère morte à 39 ans de phtisie. Frère vivant, en bonne santé. Lui-même jusqu'ici très bien portant. Pas de syphilis, pas de traumatisme.

Le jour de Noël 1887, il fut pris d'une violente douleur dans les bras et dans les épaules, douleurs plus marquées à la face interne du bras et d'un caractère contusif et lancinant ; elle était exagérée par les mouvements, mais à aucun moment il n'y eut de perte de la motilité. Trois ou quatre jours après le début de cette attaque, il nota une faiblesse marquée dans les cuisses ; cette faiblesse devenant plus grande gagna, en bas, les jambes et les pieds, et, en haut, le tronc jusqu'aux seins. Dans l'espace de huit jours, il devint complètement paralysé ; les sphincters se trouvèrent aussi intéressés.

En même temps perte profonde de la sensibilité dans les deux jambes et le tronc jusqu'au mamelon ; bras respectés.

Aucune douleur dans les jambes. La douleur dans les bras qui avait caractérisé le début de l'affection s'apaisa graduellement et disparut au bout de trois semaines. Pendant les 3 mois suivants aucun symptôme nouveau n'apparut.

Au bout de ce temps il commença à noter une douleur constrictive à peu près au niveau des mamelons ; un peu plus tard une eschare se forma à la partie inférieure du sacrum. La douleur en ceinture augmenta ; son état général déclina de plus en plus. Il resta dans cet état jusqu'en octobre 1888. A ce moment on nota les symptômes suivants :

La paraplégie est complète, tous les muscles sont paralysés jusqu'au niveau du 4ᵉ au 5ᵉ espace intercostal sinon plus haut. Le diaphragme n'est pas intéressé. Tous les réflexes tant profonds que superficiels, sont exagérés. Les réflexes plantaire et crémastérien sont nettement marqués.

Les jambes sont absolument flasques, pas la moindre contracture, aucun état spasmodique. Pas d'atrophie marquée. L'irritabilité faradique semble légèrement augmentée.

L'anesthésie au contact et à la température existe sur les parties paralysées ; elle s'arrête brusquement au niveau de la 2e côte ou un peu au-dessous. On peut établir une ligne de démarcation passant transversalement à ce niveau, mais un peu irrégulière au niveau de la région axillaire : cette ligne est très nette et en reportant la pointe de l'épingle à un quart ou un huitième de pouce au-dessus ou au-dessous, on observe la perception ou la non perception de la sensation. Cette constation fut faite aussi pour la sensibilité faradique.

Un peu au-dessous de cette ligne, le patient éprouve une vive douleur en ceinture ; elle semble être plus marquée juste au niveau de la 3e côte.

On note en outre que quelques coups frappés sur la tête dans la direction de l'axe spinal sont accompagnés d'une exacerbation terrible des douleurs.

La percussion et la pression sur la colonne vertébrale provoquent de la douleur au niveau des 3e et 4e et à un moindre degré sur la 5e vertèbre dorsale. La flexion et la torsion du rachis révèlent la même douleur.

Incontinence d'urine et des matières. Eschare de 2 à 3 pouces, profonde, à la partie inférieure du sacrum. Rien du côté des bras. légère inégalité pupillaire, la gauche plus dilatée.

Le cas, tel qu'il se présente actuellement n'est pas d'un diagnostic absolu. L'histoire des douleurs et de la paralysie fait penser à une myélite, bien que la diffusion de la paralysie partant des cuisses, pour s'étendre en bas aux pieds et en haut au tronc, pût faire songer à une forme anormale de la paralysie de Landry. Toutefois la douleur provoquée par l'exploration fait penser à une lésion locale de la colonne vertébrale ou de son contenu. En outre ces symptômes sont rendus plus significatifs encore par la présence de la douleur fixe en ceinture et de l'anesthésie nettement limitée.

L'opportunité d'une opération exploratrice se présentait d'elle-même à l'esprit. Homme cloué au lit depuis 10 mois, douleurs très vives, état général de plus en plus mauvais. Les iodures et les mercuriaux avaient été essayés, il ne restait plus aucun espoir d'amélioration par le traitement médical.

En conséquence Dercum appela en consultation le 8 octobre ses collègues les Drs Mills, Silker et Lloyd et discuta avec eux l'opportunité d'une intervention chirurgicale qui fut du reste acceptée à l'unanimité.

Cette détermination avec tous les dangers qu'elle comportait, fut communiquée au malade qui se décida aussitôt.

Le Dr White fut alors prié de voir le malade et l'opération fut fixée au 17 octobre 1888.

Administration d'un purgatif la veille et deux lavements le jour de l'opération. Cinq ou six heures avant l'arrivée de White à l'hôpital, la peau de la partie supérieur de la région dorsale fut lavée avec du savon et de l'eau chaude, puis de l'alcool et finalement avec une solution d'acide phénique à 1/20 et du bichlorure de mercure à 1/500 ; après cela elle fut recouverte avec des compresses trempés dans la même solution.

Le malade éthérisé fut placé sur la table d'opération, couché sur le ventre, un petit oreiller plat sous le sternum servant à soulever et à faire saillir les apophyses épineuses dorsales.

Incision commençant un peu au-dessus de l'apophyse épineuse de la 7e cervicale et se prolongeant en bas sur une étendue de 7 pouces sur la ligne médiane, jusqu'à la 6e dorsale. Les attaches ligamenteuses et les masses musculaires occupant la gouttière vertébrale du côté droit furent rapidement détachées avec le couteau, et les os dénudés à la rugine courbe. Quelques artères furent saisies avec des pinces et la plaie bourrée d'éponges trempées dans la solution chaude de bichlorure. Le côté opposé de la crête épineuse fut traité de la même façon. Les lèvres de la plaie furent écartées avec de petits retracteurs plats à griffes ; aucun débridement transversal du fascia profond ne fut jugé nécessaire.

Les apophyses épineuses des 4e et 5e dorsales furent divisées à leur base avec une forte pince à os coudée à angle obtus et elles furent écartées. Avec une pince semblable à angle encore plus ouvert les lames de la 5e dorsale furent sectionnées successivement des deux côtés, aussi près que possible des apophyses transverses Cette portion de la vertèbre fut ensuite saisie et enlevée avec un davier après avoir sectionné ses attaches à la 4e et la 6e dorsale. La moelle paraît intacte, à la vue et à l'exploration digitale.

Les apophyses et les lames des 3e, 2e et 1re dorsales furent aussi successivement enlevées. La dure-mère fut alors incisée sur la ligne médiane avec la pince et le bistouri. Cette membrane, par places, et surtout vers l'angle supérieur de la plaie adhérait, très fortement aux enveloppes sous jacentes, au moyen de tissu conjonctif de nouvelle formation. Elle ne peut être libérée qu'avec quelques difficultés. L'exploration avec le doigt ne révèle rien d'anormal sur la face antérieur de la moelle.

Suture de la dure-mère avec points séparés au catgut, au moyen d'une longue aiguille à staphylorrhaphie. Un tube à drainage de moyen volume fut alors placé dans la plaie, ses deux bouts sortant à chaque extrémité.

Sutures des muscles et du fascia profond avec catgut chromé. Sutures de la peau avec fil d'argent. La plaie saupoudrée d'iodoforme fut recouverte de protective et d'un pansement au bichlorure.

Il y eut un peu de shock, mais le patient se remit bientôt.

Au point de vue chirurgical, les suites de l'opération furent des plus simples. Pendant quelques jours, l'écoulement de liquide céphalo-rachidien oblige à faire un pansement quotidien. Le tube fut raccourci en l'attirant dans l'angle inférieur de la plaie le 5e jour et complètement enlevé le 10e jour.

Il n'y eut un peu de fièvre que le 11e jour (103° Fahrenheit), à la suite probablement de la constipation. Jamais plus la température ne dépassa 100°.La cicatrisation de la plaie ne fut complète ici qu'au bout de 3 semaines, à cause d'une maladresse de l'infirmier qui voulant asseoir le malade, tira sur les bras et amena l'écartement des bords de la plaie.

Cinq heures après l'opération le malade accusait une vive douleur dans les genoux. La douleur en ceinture dont il s'était plaint si longtemps avait entièrement disparu.

Le 18. Se plaignit le matin de vives douleurs dans les genoux, dans le dos et les membres. Il y avait un retour très net de la sensibilité dans les pieds, toutefois le malade était incapable de localiser ses sensations et les rapportait invariablement à un point beaucoup trop élevé, de plus il rapportait toujours l'impression au membre du côté opposé (allochirie).

Le 20. Les jambes restées flasques jusqu'ici présentent un léger degré de contracture, les cuisses notamment sont en adduction. Le malade commence à mieux localiser la sensation. Il existe encore en certains points un retard notable de la sensibilité qui du reste n'est pas uniformément distribuée et semble avoir reparu par places, surtout le long de la crête du tibia. Le malade localise toujours trop haut ses sensations. Ex. : Au genou lorsqu'on touche le cou-de-pied. L'allochirie est beaucoup moins marquée mais existe par exemple une fois sur quatre explorations.

Les réflexes semblent n'avoir subi aucun changement. Il a nettement conscience de la position de ses jambes, ce qui n'existait pas auparavant.

La douleur des genoux persiste, la douleur en ceinture n'a pas reparu.

Le 23. Sensibilité au froid revient ; il persiste encore çà et là un peu de retard dans la perception, quelques confusions de localisation, excepté sur le dos du pied. L'allochirie était encore provoquée par moments, mais beaucoup moins.

Les réflexes du côté gauche n'étaient pas aussi exagérés qu'auparavant. Du côté droit pas de modification.

Le 25. Le malade remue distinctement le gros orteil droit, pour tout le reste, pas de changement notable.

1er novembre. Les orteils des deux pieds furent remués à plusieurs reprises, il y avait aussi un léger progrès dans la sensibilité. L'état général était meilleur. L'eschare était complètement cicatrisée. Dans la suite amélioration générale progressive de la sensibilité et de la motilité.

En décembre, il peut facilement remuer les pieds, peut bientôt fléchir et étendre les jambes et les cuisses. Les erreurs de localisation pour la sensibilité sont très rares. L'amélioration continue jusqu'au 1er février 1889.

En février 1889, il sent un retour léger de la douleur dans la poitrine, ce n'était plus l'ancienne douleur en ceinture, mais une douleur nouvelle confinée au côté gauche, plus étendue que la précédente, consistant dans des élancements vifs et distincts. Cette douleur, du reste beaucoup moins vive que par le passé, avait totalement disparu vers le milieu d'avril (13 avril 1889).

Le malade peut aussi contrôler l'exercice de ses sphincters, et avertir l'infirmier assez à temps pour ne pas être souillé. L'urine ne s'écoule plus continuellement, elle s'accumule dans la vessie et ne s'échappe plus que par intervalles normaux. Il est du reste toujours conscient de ce qui se passe de ce côté.

Les forces augmentent, les mouvements des jambes gagnent, les muscles du tronc ont à peu près récupéré leur puissance. Le malade s'assied 4 à 5 heures par jour sur une chaise, la sensibilité est normale à l'esthésiomètre.

La douleur primitive en ceinture n'a plus reparu, la douleur à la pression sur la colonne vertébrale ne peut plus être provoquée.

Pendant les mois de mai et juin 1889, retour graduel des fonctions de la moelle. Le malade commence à devenir maître de ses sphincters vésical et rectal.

A la fin d'août, il essaie de faire quelques pas hors de son lit et bientôt il peut marcher avec une canne dans toute la longueur de la salle.

En ce moment (juillet 1890), il est presque complètement guéri, il se promène librement dans les allées et les couloirs de l'hôpital, il monte les escaliers sans effort, s'habille et se déshabille sans aide. La paralysie des sphincters a disparu. La démarche reste pourtant un peu raide, et il traîne notablement le pied droit.

Les réflexes rotuliens restent encore un peu exagérés et la trépidation épileptoïde peut encore être provoquée de temps en temps.

La sensibilité cutanée est complètement rétablie.

Lordose marquée.

Au niveau de la cicatrice, tissu dense fibreux qui protège la moelle sous-jacente.

Obs. X. — *Medical Record*, juillet 1890. Robert Abbe. Communication faite à l'Académie de médecine de New-York le 26 mai 1890.— *Paralysie par compression par sarcome extra-dural. Opération 8 mois après le début. Résection des arcs des 8e, 9e, 10e vertèbres dorsales, excision complète de la tumeur. Mort le 9e jour.* — H.., 42 ans, sans antécédents nerveux ni néoplasiques, bonne santé.

Depuis quelques années, quelques vomissements de sang (valeur de tasse à thé), après des exercices violents, la dernière fois il y a un an. Il y a trois ans, en replaçant une pédale sous un piano, il reçoit une contusion sur le dos ; douleur pendant deux ou trois jours. Six mois après en soulevant l'angle d'un piano, ressent douleur très vive dans les reins comme s'il s'était produit une déchirure dans les muscles du côté droit, mais aucun phénomène morbide ne persiste.

Le 1er juillet 1889, fait effort violent en voulant monter sur plate-forme, et calculant mal sa distance, il tombe sur les pieds. Une semaine après ce traumatisme, glisse sur la glace et tombe sur les mains et les genoux.

Ce sont là toutes les causes occasionnelles que l'on peut retrouver.

En juillet 1889, il éprouve pour la première fois une douleur très nette quoique légère, dans le dos, au point où existent les lésions actuelles. La santé commence à décliner. Constipation tenace ; quelques jours après difficulté de miction, n'arrive à vider sa vessie qu'après les plus grands efforts.

Douleur plus vive dans région des reins, du côté droit. Le malade accuse sensation « *de quelque chose qui ruisselle* » dans la zone où existe la ceinture de paralysie. On applique bandage très serré pour amener du soulagement.

On pense à un rhumatisme musculaire et l'on recommande l'exercice. Au bout de deux semaines le malade éprouve de la difficulté pour se lever, et est obligé de serrer ses reins avec ses deux mains.

Au bout de 5 semaines, affaiblissement des membres inférieurs ; ne peut marcher qu'en poussant une chaise devant lui. *Pas de fièvre.*

Le 23 août dans la soirée, après violent effort pour essayer de marcher, tombe sur le dos ; à la suite de cette chute, paraplégie motrice et sensitive complète.

Un de ses pieds se couvrit de phlyctènes. Rétention d'urine nécessitant cathétérisme. Légère amélioration dans les deux mois suivants.

En octobre 1889, il est visité par le Dʳ Seguin qui pose le diagnostic de paraplégie par compression et qui propose l'opération.

Le 1ᵉʳ janvier 1890 vient à New-York chez le Dʳ Weir. Les Dʳˢ Weir et Séguin trouvent une légère saillie de la 8ᵉ apophyse épineuse et proposent un traitement orthopédique d'un mois ou six semaines, espérant que la compression pouvait être due à un mal de Pott, et que la paraplégie pourrait guérir sans opération.

Le Dʳ Judson lui applique un bandage spécial très bien fait qui n'amène pas d'amélioration.

La cystite qui existait déjà s'aggrave, l'anesthésie complète s'établit au-dessous de la ceinture, à la constipation succède l'incontinence des matières.

Pendant 15 jours accidents de néphrite aiguë et température de 39°.

Le malade est alors présenté à Abbe.

Le 13 mars l'examen de l'urine dénote une quantité notable d'albumine. La ligne d'anesthésie entourant le corps passe par l'ombilic en avant ; la 2ᵉ apophyse lombaire en arrière et sur les côtés, à trois pouces au-dessus de la crête iliaque.

Muscles des jambes contracturés.

Réflexes plantaires, périnéal, patellaires exagérés.

Les apophyses des 8ᵉ, 9ᵉ, 10ᵉ dorsales sont légèrement soulevées et la pression sur leur côté droit et sur l'angle des côtes correspondantes est rouulodeuse.

L'état général est excellent. Température normale 37°,7. La veille du jour choisi pour l'opération, grand frisson avec température de 40 degrés. La quantité d'albumine se trouve doublée, et l'on trouve dans l'urine de nombreux cylindres fibrineux.

Le 23 mars nouveau frisson, sueurs profuses, vomissements alimentaires, mais amélioration rapide. La température ne redevient normale qu'au bout de deux semaines.

On constate à ce moment une ulcération profonde du rectum datant déjà de deux mois, d'après le malade. Le dernier accès fébrile, de même que celui survenu six semaines auparavant était probablement dû à une infection dont la porte d'entrée avait été cette ulcération actuellement en voie de guérison sous un pansement iodoformé.

Le 16 avril, le malade se trouve de nouveau dans de bonnes conditions opératoires quoique plus fatigué qu'auparavant.

Opération avec l'assistance des Drs Weir et Curtis.

Incision de 7e à 11e apophyse dorsale. Les arcs des 8e et 9e vertèbres dorsales aussi bien que la base de l'apophyse épineuse de la 8e furent trouvés érodés par une tumeur molle, noirâtre qui avait désagrégé lesos qu'elle refoulait pour sortir du canal. Les os étaient anormalement poreux dans les parties voisines de la tumeur et saignaient peu. Après l'incision des arcs des 8e, 9e, 10e vertèbres et du pédicule de la 8e, on voit nettement une tumeur solide, noirâtre, remplissant le canal vertébral, comprimant du côté gauche la moelle qui n'avait plus que la moitié de son volume. Cette tumeur d'un pouce 1/2 de long avait pour limite supérieure le ligament jaune au-dessus de la 8e vertèbre dorsale. Elle fut facilement isolée, par une dissection lente, de la dure-mère qui fut laissée avec une apparence normale.

La tumeur pénétrait en arrière entre les lames, les pédoncules, plus ou moins ramollis en avant dans le corps de la 8e vertèbre dorsale, latéralement jusque dans l'espace sous-pleural. On put l'enlever complètement en ce point avec la curette de Volkman et l'on vit au-dessous la plèvre soulevée par les mouvements respiratoires.

Nulle part trace de pus pouvant laisser supposer l'existence d'une carie tuberculeuse.

Opération très bien supportée. Le second jour le tampon est enlevé et l'on rapproche les deux lèvres de la plaie d'ailleurs en parfait état. Le 4e jour tout va bien, lorsque survient le hoquet. Bientôt vomissements, d'abord alimentaires, puis sanguinolents, comme quelques années auparavant.

Les urines sont bonnes, l'albumine a diminué.

Tous les moyens furent inutiles pour arrêter les vomissements.

Le 8e jour, épuisement, pouls irrégulier, intermittent. Mort le 9e jour.

Durant les 4 derniers jours, température presque normale.

Le 5e jour les jambes commençaient à réagir à l'électricité. Pas de retour cependant de sensibilité ou des mouvements volontaires.

Examen de la tumeur par le Dr THACHER : Sarcome à cellules rondes, pas trace d'élément tuberculeux.

L'estomac présentait-il un ulcère ? On ne put l'examiner.

La moelle que seule on peut voir, avait repris au niveau de la tumeur son aspect normal.

HORSLEY, 1888. (Chirurgie du système nerveux central, *Congrès de Berlin 1890*). Ablation d'une tumeur recouvrant la dure-mère, sur une étendue de 4 arcs, chez un homme de 52 ans, présentait une paralysie complète et des crises douloureuses datant de six mois.

OBS. XII. — *Trépanation rachidienne cervicale. Tumeur osseuse. Ostéite des apophyses épineuses et des lames des 3e et 4e cervicales. Troubles respiratoires. Mort. Autopsie. Néoplasie de la moitié gauche de la moelle avec hémorrhagie dans centre gris et dégénérescences secondaires.* (LLOYD et DEAVER. *Journal of nervous and mental diseases*, avril 1890.)— F..., 44 ans, allemande. Pas de syphilis, pas de tuberculose. Depuis 4 mois, douleurs très aiguës dans la tête avec diminution graduelle de la motilité dans la jambe gauche et plus tard dans le bras gauche. Rien du côté de la face ou de la langue.

Légère tuméfaction à gauche de l'apophyse épineuse de la 3e vertèbre cervicale. Bientôt torticolis et secousses musculaires dans le bras gauche pendant le sommeil.

Au moment de son admission, la malade présentait de la parésie du bras gauche, de la paralysie du membre inférieur gauche avec une légère contracture tantôt en flexion, tantôt en extension, et une exagération marquée des réflexes rotuliens des deux côtés. Réaction électrique normale. Le bras et la jambe droite ne présentaient rien de particulier, sauf un très léger degré de contracture des fléchisseurs. Il n'y avait ni anesthésie ni hyperesthésie.

La motilité et la sensibilité restaient normales au-dessus des épaules. Rien du côté des yeux.

L'opération décidée fut exécutée par Deaver. Une incision longitudinale fut pratiquée sur la ligne médiane, depuis la nuque jusqu'au niveau des vertèbres affectées, les parties molles furent sectionnées et écartées jusqu'à l'union des lames avec les pédoncules. Les apophyses épineuses et les lames des 3e et 4e vertèbres cervicales furent ainsi mises à nu. On vit alors une tumeur osseuse convexe de haut en bas et de droite à gauche, beaucoup plus large sur le côté gauche. Les parties molles étaient normales. Les apophyses et les lames furent enlevées. Les apophyses étaient un peu ramollies et les lames surtout à gauche étaient infiltrées de pus : ostéite chronique avec peut-être ostéomyélite.

La dure-mère adhérait aux lames vertébrales, un peu opaque et épaissie. Une aiguille exploratrice fut introduite sous la dure-mère sans aucun résultat. On place alors un drain ; sutures profondes, aponévrotiques et musculaires avec catgut, sutures cutanées avec crin. Pansement au sublimé.

La respiration, altérée déjà pendant la fin de l'opération, subit graduellement une modification particulière : les inspirations devinrent profondes, suspirieuses, presque convulvises, avec de longs intervalles entre chacune d'elles. Ce symptôme qui cessa à peu près au réveil du malade, reparut quelques heures avant la mort, qui survint trois jours après l'opération, sans qu'il se fût produit la moindre amélioration de la paralysie.

Deaver pensa que l'on devait rapporter cette modification du rythme respiratoire à une lésion des origines du phrénique produite par l'aiguille exploratrice.

On trouva à l'autopsie une néoplasie de la moelle cervicale comprenant la corne antérieure gauche, le cordon antéro-latéral du même côté, une partie du faisceau de Burdach et la zone des racines postérieures, avec dégénérescence ascendante du cordon postérieur et du faisceau cérébelleux des deux côtés. Il existait aussi un foyer hémorrhagique dans les centres gris.

En terminant, Deaver exprime la conviction que dans ces cas, la conduite à tenir est d'ouvrir la dure-mère et de rejeter l'emploi de l'aiguille exploratrice,

Obs. XIII. — *Lipome congénital, région sacrée. Opération. Mort six semaines après de péritonite.* — (Athol Johnson. *Brit. med.*, janv. 1857.) — Nouveau-né, lipome du dos simulant spina-bifida pénétrait par orifice du sacrum jusque sur la dure-mère. Ouvre sacrum et voit encore entre la dure-mère et la moelle, une masse arrondie graisseuse, sans capsule, comprimant la moelle. Deux masses graisseuses en somme, l'une en dedans, l'autre en dehors de la dure-mère non perforée.

Obs. XIV. — *Kyste hydatique développé dans le canal rachidien. Méninges ? ? Opération. Mort un an après.* (Reydellet. *Dict. sciences médicales*, t. XXIII, p.564.) — Femme 25 ans ; éprouve pendant plusieurs mois sentiment de froid le long du rachis, puis douleurs lombaires ; survient insensibilité des membres inférieurs avec conservation du mouvement. Enfin il se forme à la région lombaire une tumeur dont on pratique l'ouverture. Il en sort une très grande quantité d'hydatides ; le doigt porté dans son intérieur fait reconnaître que le canal vertébral est ouvert et la moelle épinière à nu. Pendant plusieurs jours encore il sort des hydatides par l'ouverture. Cependant la malade devient paraplégique et succombe un an plus tard. Mais l'autopsie n'a point été faite.

(Il peut rester des doutes dans ce cas sur l'origine des hydatides. Leertb place ce fait à côté de ceux de Bartels et d'Esquirol (kystes intra-méningés), mais le fait paraît très douteux.)

Obs. XV. Lecat, 1755, p. 53. *Traité de l'existençe, de la nature et des propriétés du fluide des nerfs.*— *Tumeur (sarçome encéphaloïde) développée aux dépens des membranes de la moelle épinière. Opération. Mort le 2e jour.* — Le nommé Georges Joly, cordonnier, reçut en 1750, un coup violent sur les lombes, à la suite duquel il se développa dans cette région une tumeur carcinomateuse. Cette maladie détruisit les apophyses épineuses des quatre premières vertèbres lombaires et une partie de la gaine de la moelle épinière. Toutes ces parties nerveuses dilatées en champignon formaient la tumeur. On l'extirpa en 1751. Le sujet était jeune, courageux et plein de vigueur. Il n'y eut aucune hémorrhagie, mais il se fit au-dessus de la moelle épinière un suintement nervo-lymphatique si prodigieux que les appareils les plus épais et les draps et alèzes en étaient percés. Le sujet périt d'épuisement en deux jours.

Index Bibliographique.

Abbe Robert. — Spinal Surgery. *Medical record.* N. Y., 1890, 85-92.
— The present limitations of spinal surgery. *Canad. pract.* Toronto, 1891, XVI, 101-109.

Abercrombie. — Traduction de Gendrin, 1835, p. 529.

Albert. — Atlas, planche XXX. Texte, p. 31.

Allen. — Syphilome of the spinal dura-mater. *Austral. med. J.* Melbourne, 1880, 508-511.

Babinski. — Paraplégie flasque par compression de la moelle. *Arch. de méd. expérimentale,* 1er mars 1891.

Baierlacher. — Beitrage zur symptomatologie der Geschwulste im Ruckenmarke. *Deutsch klinik,* 1860.

Bard. — Des tumeurs du type nerveux. *Arch. physiologie,* 1885.

Bartels. — Ein Fall von Ecchinococcus innerhalb des sackes der Dura-mater spinalis. *Deutsch klinik,* 1868.

Bastian. — On the symptomatologie of total transverse lesion of spinal cord with special reference to the condition of the various reflexes. *Med. chirurg. trans.* London, 1890, 151-217.

Bazy. — De l'intervention chirurgicale dans les cas de compression de la moelle et de l'ouverture exploratrice du canal rachidien. *Congrès de chirurgie,* 1891.

Bechtereff. — Affection of conus medullaris and cauda equina. References to other Cases and one by the autor of syphilitic origine. *Vrach.* St-Pétersbourg, 1890, XI, 881.

Bell. — Sarcome de la pie-mère. *Edinb. Med. J.,* 1857, III, 331.

Bellencontre. — *Contribution à l'étude des kystes hydatiques comprimant la moelle épinière.* Thèse, Paris, 1876.

Benjamin. — *Arch. Virchow,* vol. 2, p. 87, 1857.

Bennett Risdon. — Cysto-fibrome de la dure-mère.
— *Transact. Path. Soc.* London, T. VII, p. 41, 1878.

Bernhuber. — *Deutsch. klinik,* 1858, T. 37, p. 406.

Biot. — Note sur un cas de sarcome intra-rachidien. *Lyon médical,* 1875.

Blondet. — *Soc. anat.,* 1849.

Borgherini. — Des tumeurs de la moelle spinale. *Revista veneta di Sc. med.,* juillet 1887.

Bouchard. — Rapport sur une observation de compression de la moelle. *Bull. Soc. anat.,* juillet 1864.

Bouchard. — *Diction. des sciences médicales,* 2e série, 8, art. Moelle, 667.

Bowlby. — On the conditions of the reflexes in cases of injury to spinal cord with special reference to the indications for operative interference. *Med. Chir. Trans.* London. LXXIII, 315-325.

Bouillaud. — Tumeur de la pie-mère *Journ. connaissances médicales*, 1844, vol. XI, 440.

Brawbach. — Un cas de lipomatose des méninges spinales. *Arch. für Psych. und Nervenkrank.* Band XV, Heft 2, p. 489, 1886.

Broca. — Chirurgie du rachis. *Gazette hebd.*, 1890, p. 75.

Brown-Sequard — Lectures on the diagnosis and treatment of the principal forms of paralysis of the lower extremities. London, 1851.

Brown-Sequard. — *Journal de physiologie*, 1863, 128.

Brown-Sequard. — Remarques à propos d'une observation de tumeur de la moelle. *Arch. physiol.*, 1869.

Bruhl. — *Syringomyélie.* Thèse Paris, 1889.

Bulteau. — Sarcome de la pie-mère. *Soc. anat.*, 1877, p. 655.

Bruce et **Mott.** — *Case of myxo-fibroma of the fifth Dorsal nerve extending on the spinal cord.*, 1888, 211.

Cayley. — Tumeur des méninges. *Transact. path. Soc.* Lond., 1865.

Charcot. — *Leçons sur les maladies du système nerveux*, t. II, 2e édit., 1877.

Charcot. — Hémiparaplégie déterminée par une tumeur qui comprimait la moitié gauche de la moelle épinière. *Arch. physiol.*, 1869.

Chipault. — De la trépanation rachidienne. *Gaz. des hôpitaux*, 1890, 869-969.

Chipault. — Chirurgie rachidienne du mal de Pott. *Arch. générales de méd.*, 1890 décembre.

Chipault. — Quatre nouveaux faits de chirurgie rachidienne du mal de Pott, etc *Revue de chirurgie*, juillet 1891.

Jackson Clarke. — Fibro-myxome de la pie-mère. Path. Soc. London. *Lancet*, 7 novembre 1891, p. 1042.

Collin. — Tumeur de la dure-mère, avril 1824. *Revue médicale.*

Colman. — *Lancet*, 1890.

Cornil et **Ranvier.** — *Histologie pathologique*, vol. I.

Corning. — Further Contribution on local medication of the spinal cord with cases. *Med. record.* N. Y., 1888, XXXIII, 291-295.

Cruveilhier. — *Atlas d'anat. pathologique*, XXX, livraison 2.

Coupland. — Cas de sarcome diffus de la pie-mère spinale. *Trans. path. Soc.*, London, 1886-1887, XXXVIII, 26-39.

Dalton. — Two cases of spinal surgery with a brief review of the operation. *Saint-Louis Cour med.*, 1890, II, 128-131.

Dawbarn. — *A successful case of spinal resection with Neurological notes.* London. Carter Gray, 1889.

Dercum et **White.** — Further report on results obtained in a case of removal of the posterior wall of the spinal canal and opening of the dura mater spinalis in the uperdorsal region for paraplegia. *Ann. of Surgery.* Saint-Louis, 1890.

Deshayes. — Tumeur des méninges médullaires. *Soc. anat.*, 1868, 483.

Dubujadoux et **Chevalier.** — Névrome développé dans la racine antérieure de la 9e paire dorsale. *Arch. phys.*, 1883.

Dufourt. — Note sur un cas d'hémorrhagie sous-arachnoïdienne. *Lyon médical*, 1885, XLIX, 561-567.

Duplay. — *Archives générales*, 1834.

Eichhorst. — Ueber regeneration und degeneration des Ruckenmarks. *Ztschrft. Klin. med.* Berlin, 1879, p. 284.

Esquirol. — *Traité des maladies mentales*, 1838, p. 155.

Eulenburg. — Affections de la portion terminale de la moelle et de la queue de cheval. *Zeitschft. für Klin. Med.*, 1891, 547.

Féré. — Revue sur les localisations rachidiennes. *Arch. neurol*, 1883.

Ferrier et **Yeo**. — Brain, vol. IV, 1882, p. 226.

Forgues. - Thèse de Montpellier, 1883.

Förster. — *Lehrbuch der anat. path.* Leipzig, 1860.

Francotte. — Un cas de fibrome de la dure-mère spinale. *Ann. Soc. med. chir. de Liège*, 1888.

Fox. — Paraplegia caused by a tumour in the spinal canal. *St-Louis med. and surg. Journ.*, 1869.

Fox. — Two cases of compression of the spinal cord by sarcomatous Growths from the selft membranes. *Bristol Med. chir. Journ.*, 1883, I, 100-106.

Friedenreich. — Tumor sarcoma fusocellularis) piæ matris spinalis.. Myelitis *Hosp. Td. Kyobeah.*, 1881, 381-389.

Ganguillet. — *Étude sur les tumeurs de la moelle*. Inaugural Dissertation, Berne 1873.

Gérin-Rose. — Tumeur en bissac comprimant la partie supérièure de la région cervicale de la moelle. *Soc. anat.*, août 1859.

Gerster. — *Un cas de compression de la queue de cheval*. In-8°, Tubingen, 1890.

Gowers. — *Maladies du système nerveux*. Vol. I, p. 142-420.

Gowers. — Myolipome des méninges. *Trans. path. Soc.* London, t. XXVII.

Gowers et **Horsley**. — Case of tumour of spinal cord. Removal. Recovery. *Roy. Med. Chir. Soc.* London, 1888, 406-409. *Medico-Chir. Trans.*, 1888.

Guersant. — *Archives générales méd.*, t. VII, 1825, mars.

Gull. — *Guy's hosp. rep.*, 1856.

Gurlt. — *Handbuch der Lehre von den Knochenbrüchen*, vol. II.

Hardy. — Sarcome encéphaloïde. *Soc. anat.*, 1883.

Hallopeau. — Article Moelle. *Dict. de médecine et chirurgie pratique.*

Harris. — Paraplégie par sarcome de la moelle. *Brit. med. J.*, 380, 1887.

Herringham. — Recherches anatomiques sur la distribution des racines rachidiennes. *Proc. Roy. Soc.*, 1885, 255.

Hirt. — Ein Fall von Cysticerken im Ruckenmark. *Berlin. Klinik. Woch.*, 1887, 36-38.

Hodenpyl. — A case of Adeno-Sarcome of the dura mater spinalis. *Am. J.-M. Sc, Philad.*, 1888.

Homen. — *Contribution expérimentale à la pathologie et à l'anatomie pathologique de la moelle épinière*. Thèse Paris, 1885.

Hutchinson. — Psammoma of the spinal cord. *Trans. path. Soc.* Lond., 1881-82, 23

Kahler. — Ueber die Veranderungen Welche sich im Ruckenmarke in Folge einer geringgradiger compression entwickeln ; nebst einem die secundäre degeneration im Ruckenmarke des Hundes betreffenden Anhang. *Ztschft. Heilk.* Prag., 1882 III, 187, 1888.

Kahler et **Pick**. — Beitrage zur Symptomatologie und pathologischer Anatomie des Ruckenmarks compression. *Arch. für Psych.*, Berl., 1879-80, 353.

Kadner. — Compression de la moelle épinière. *Arch. der Heilk.*, VII, 481, 1876.

Kirmisson. — *Traité de chirurgie* (Duplay et Reclus), t. III.

Knie. — Extirpation of malignant tumour of Canal vertebral ; Question as to th. localisation of the brachial plexus. *Laitop Chirurg. Obst.* Mosch., 1889, 18-29.

Kohts. — Tumeurs de la moelle chez les enfants. *Berl. Klin. Woch.*, n° 43, p. 702, 1885.

Lacrousille. — Sarcome des méninges. *Soc. anat.*, 1864.

Lancereaux. — Hématome de l'arachnoïde comprimant la moitié gauche de la moelle épinière au niveau du renflement cervical. *Revue méd. française et étrangère*, 1879.

Lancereaux et **Lackerbauer.** — *Atlas anat.-pathologique*, 1871.

Laquer. — Compression de la queue de cheval par une tumeur, ouverture du canal sacré, extirpation de la tumeur. Disparition de presque tous les accidents. *Neurol. Centralbl.*, 7 avril 1891.

Lediard et **Morris.** — Tumour Growing from the dura-mater of the spinal *Lancet*, Lond., 1882, 784.

Lebert. — *Traité d'anatomie pathologique*. Paris, 1861.

Leudet. — Curabilité des accidents paralytiques consécutifs au mal vertébral de Pott. *Soc. biol.*, 1862-63.

Leyden. — *Maladies de la moelle épinière*, 1879.

— *Klinik des Ruckenmarks*, t. I, 1874.

Lloyd et **Deaver.** — *Journ. of Nervous and mental diseases*, 1890, avril.

Mac Ewen. — A case of localisation of limited lesion of spinal cord from physiological data. *Glascow Med. J.*, 1890, XXXIII, 385-392.

Mac Ewen. — On the surgery of the Brain and spinal cord. *Med. News Philad.*, 1888, 169.

Robert Maguire. — Hydatides du canal médullaire. Brain, janvier 1888.

Martineau. — Sarcome de l'arachnoïde. *Soc. anat.*, 1865.

Masse. — Compression lente de la moelle épinière. *Montpellier médical*, 1877.

Masius. — De la régénération de la moelle épinière. *Arch. de biologie*, janvier 1880.

Meschede. — Sarcom im Ruckenmark, etc. *Deutsch Klinik*, 1875.

Michaud. — *Sur la méningite et la myélite dans le mal de Pott.* Thèse Paris, 1871.

Mills. — Lésions de la queue de cheval. *Med. News*, mars 1890.

Mills et **Lloyd.** — Note sur le diagnostic des tumeurs de la moelle. *Phil. Neur. Soc.*, octobre 1885.

Monod. — In *Anatomie et physiologie du système nerveux*, de Longet, 1842, p. 361, t. II.

Moxon. — Syphilis méningée. *Guy's Hosp. Rep.*, 1871, p. 217.

Obré. — Lipome des méninges. *Trans. path. Soc.*, 1851, p. 248, vol. III.

Paillard (F.). — *Ueber trepanation der Wirbelsaüle*. Thèse Wurtzb., 1890.

W. Pasteur. — *Soc. path.*, London, 1888. Deux cas de sarcome diffus de la pie-mère.

Petrowna. — *Guérison de la paraplégie dans le mal de Pott.* J. Morg. Naples, février 1888.

Reclus et **Forgue.** — *Thérapeutique chirurgicale*, 1 vol., p. 151.

Rostan. — Tumeur cancéreuse comprimant les nerfs de la queue de cheval, etc. *Arch. méd.*, 1834, p. 493.

Rosenbach et **Schtscherbak.** — Sur les changements de structure de la moelle épinière à la suite de compression. *Arch. f. path. anat. and phys.* Band. CXXII, Heft. I.

Sacchi et **V. Adsersen.** — Sarcoma della pia madre spinale. Myelite da compressione, trapiantazioni alla base del cervello. Morte. *Revista Clin. et Therap.*, Nap., 1887, IX, 285·

Schiefferdecker. — De la dégénération et de la régénération, etc., de la moelle, *Arch. gén. de path. anat. et phys.*, t. LXXII, p. 542, 1876.

Schulz. — Sarcome encephaloïde des méninges. *Arch. f. Psych. und nervenkrank.* 1887, 579.

Séné. — *Etude sur quelques cas d'atrophie musculaire généralisée consécutive à des tumeurs malignes de la colonne vertébrale.* Thèse Paris, 1884.

Seitz. — Fibrome pie-mère. *Deutsch Klinik,* 1853.

Serres. — *Journal physiol. Exp.,* 1825.

Servoin. — Sarcome. Arachnoïde. *Soc. anat.,* 1861, 538.

Simon. - Fibro-sarcome pie-mère. *Arch. f. Psych.,* 1875, p. 114.

Société de chirurgie. — 15 novembre 1891.

Souques. — *Syndromes hystériques simulateurs des mala lies organiques de la moelle.* Thèse Paris, 1891.

Sternberg. -- IX° congrès de médecine int., Vienne, 1890. *Semaine médicale* 1890, p. 156.

Taube (J.) — Lymphangiome der pia mater spinalis. Druckmyelitis. *Neurol. Cen tralbl.* Leipzig, 1887, 247.

Thornburn (W.) — *A contribution to the surgery of the spinal cord.* London, 1889
— *Affections de la queue de cheval.* Brain, 1888, 38.

Traube. — Myxome kystique des méninges. *Ann. Charité.* Berl., 1861.
— *Beitrage f. Path. und Phys.,* 1871, t. II, p. 1012.

Troth. — The Goulsterian lectures on secundary degeneration of spinal cord. *Brit Med. J.,* avril 1889.

Turner. — Lipomatous tumour (Sarcome ?) of the spinal cord. *Trans. path. Soc.* London, 1887, **XXXIX,** 27.

Van der Lith. — *Dissertatio Anatoma pathol. de vitiis nervorum organicis.*

Vast. — Tumeur des méninges. *Soc. anat.,* 1864.

Velpeau. — *Journal de la physiol.* de Magendie, t. II, p. 138, 1826.

Vinot. — *Contribution à l'étude clinique des lésions unilatérales de la moelle.*

Virchow. — Mélanome. *Pathologie des tumeurs,* 2° vol., p. 117.

Vulpian. — *Maladies du système nerveux,* 1879.

Westphal. — Ueber einen Fall von Höhlen und Gesschwulstbildung in Ruckenmark, etc. *Arch. f. Psych.,* 1874.

Wipham. — Tumour of the spinal dura mater. *Trans. of the path. Soc.,* 1873.

Wilks. — Syphilis. *Guy's Hosp. Rep.,* 1863, t. IX, p. 50.

W. White. — The surgery of the spine. *Ann. Surgery St-Louis,* 1889, X, 1-39.
— Adress on spinal surgery delivered before the American surgical Association, etc. Washington, septembre 1891. *Therapeutic Gazette,* oct. 1891.

Wood. — Case of spinal Hydatide. *The Australian Med. Journ.* Melbourne, 1879.

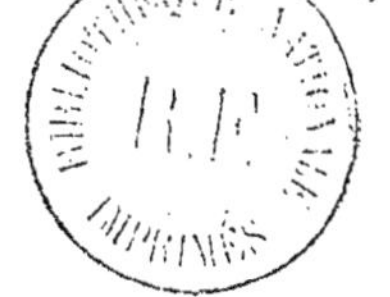

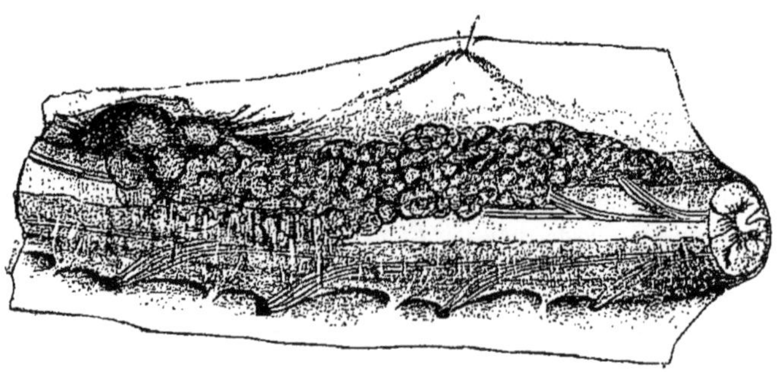

Fig. 1. — Pièce grandeur nature. — Obs. nº 1

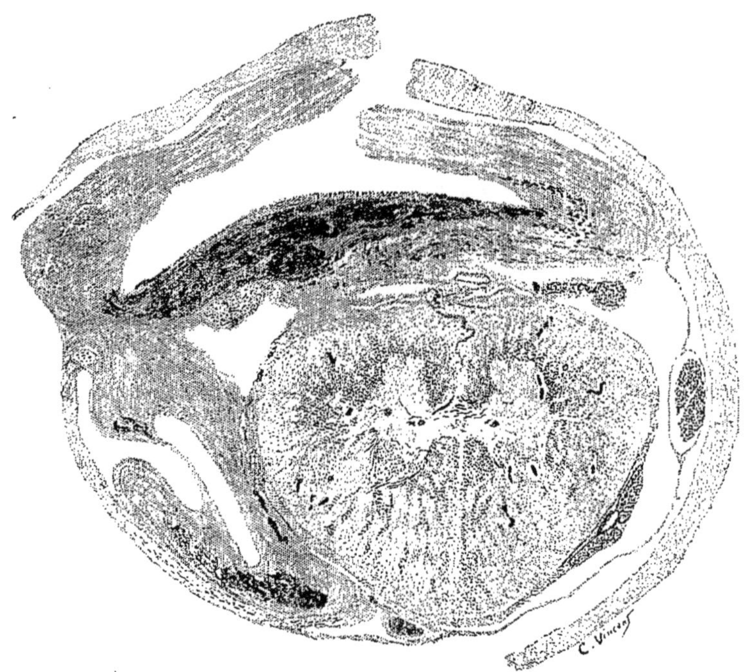

Fig. 2. — Obs. I. Coupe au niveau de la 12ᵉ p. dorsale, à la partie inférieure de la tumeur. En cet endroit, la tumeur présente ses plus grandes dimensions. Cavités kystiques. Enveloppe fibreuse. Adhérences à la dure-mère et à la pie-mère à ce niveau.
Grossissement : 6 diamètres.

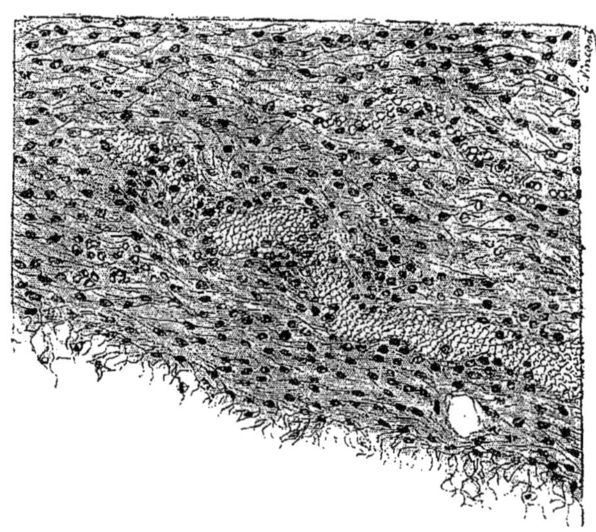

FIG. 3. — Obs. I. Coupe de la tumeur. Le bord libre représente la paroi d'un kyste. Cellules. Réticulum névroglique. Vaisseaux. Globules rouges parsemés dans le tissu. Cristaux d'hématoïdine provenant d'hémorrhagies antérieures. Grossissement : 95.

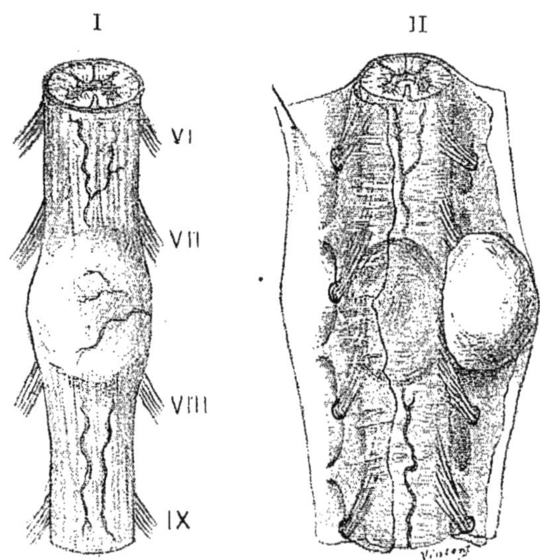

FIG. 4. — Pièce grandeur nature. Obs. nº 2. — (I) Tumeur en place. — (II) Dure-mère incisée. Tumeur réclinée.

TABLE DES MATIÈRES

IMPRIMERIE LEMALE ET Cie, HAVRE